AF589399

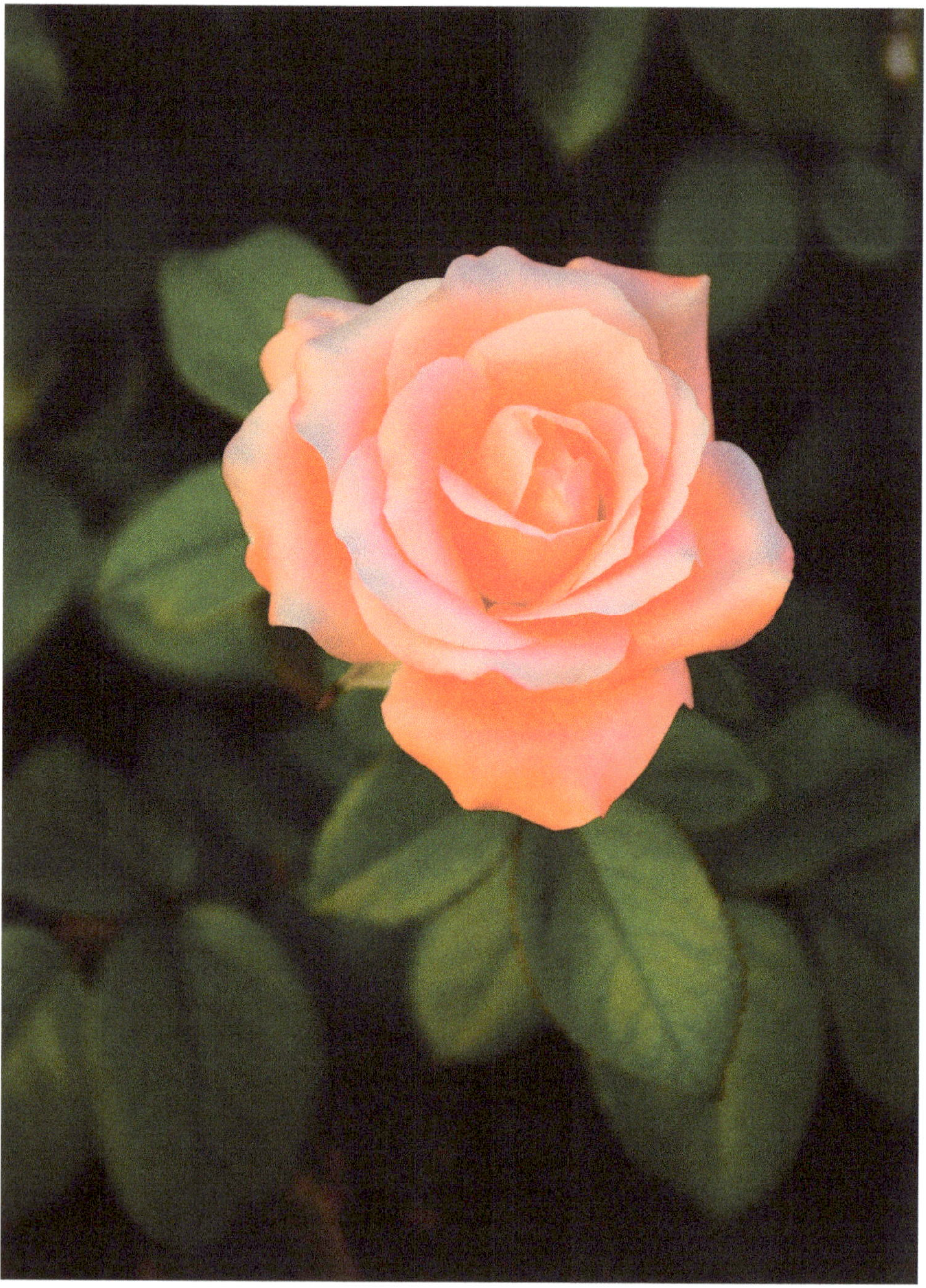

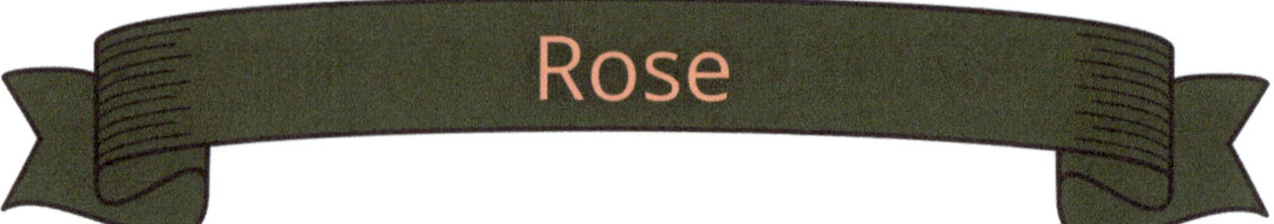
Rose

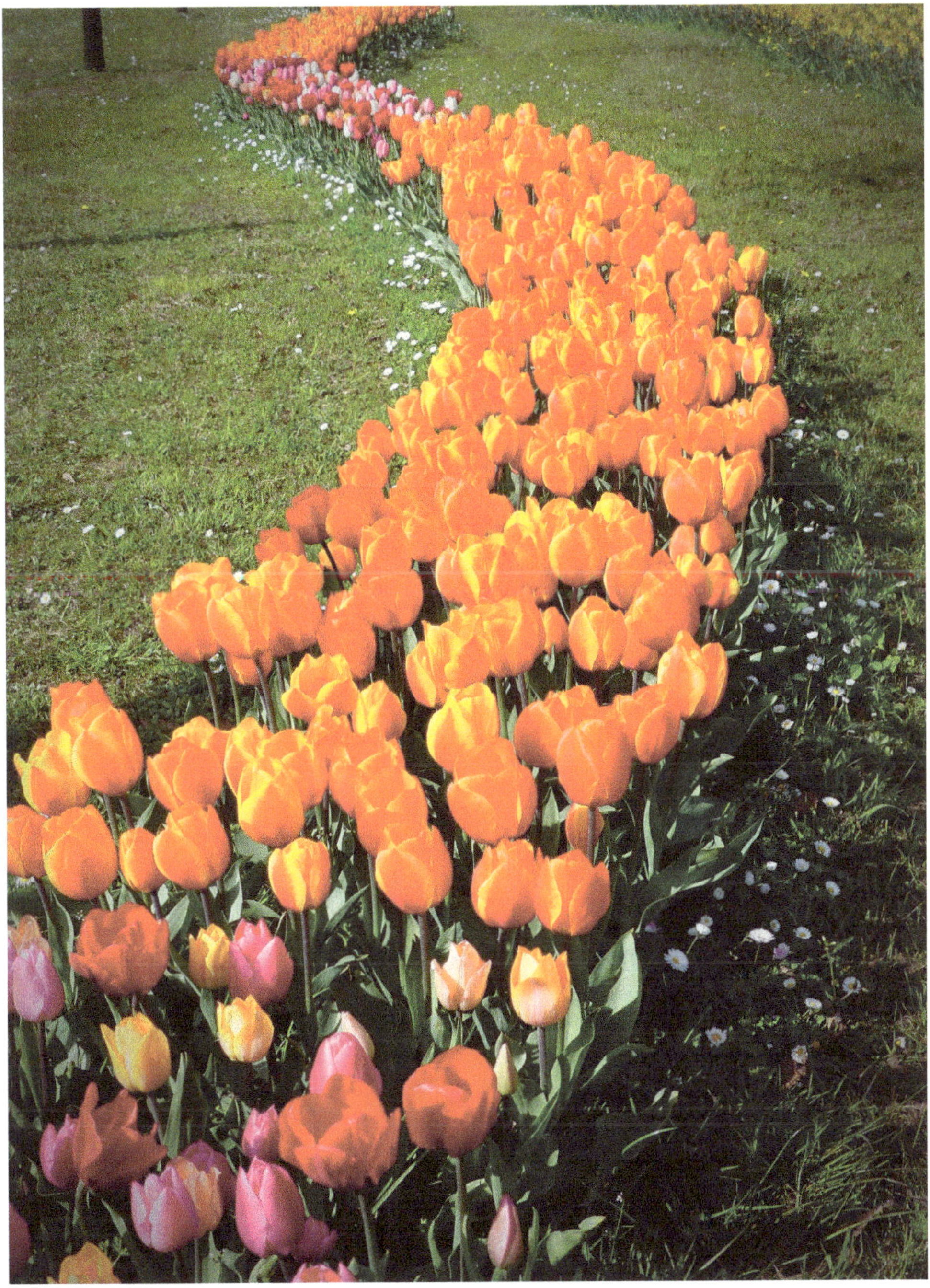

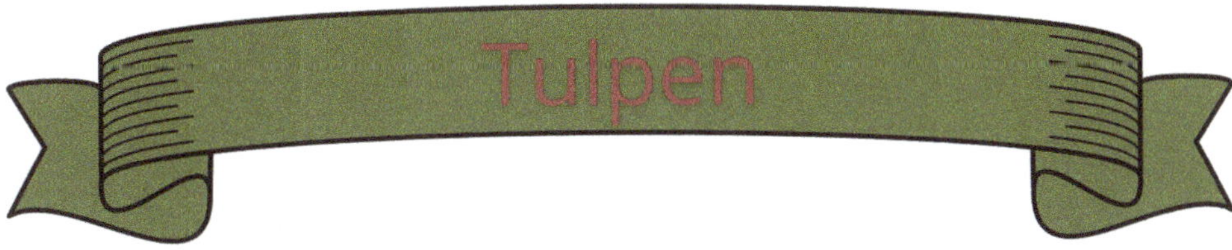
Tulpen

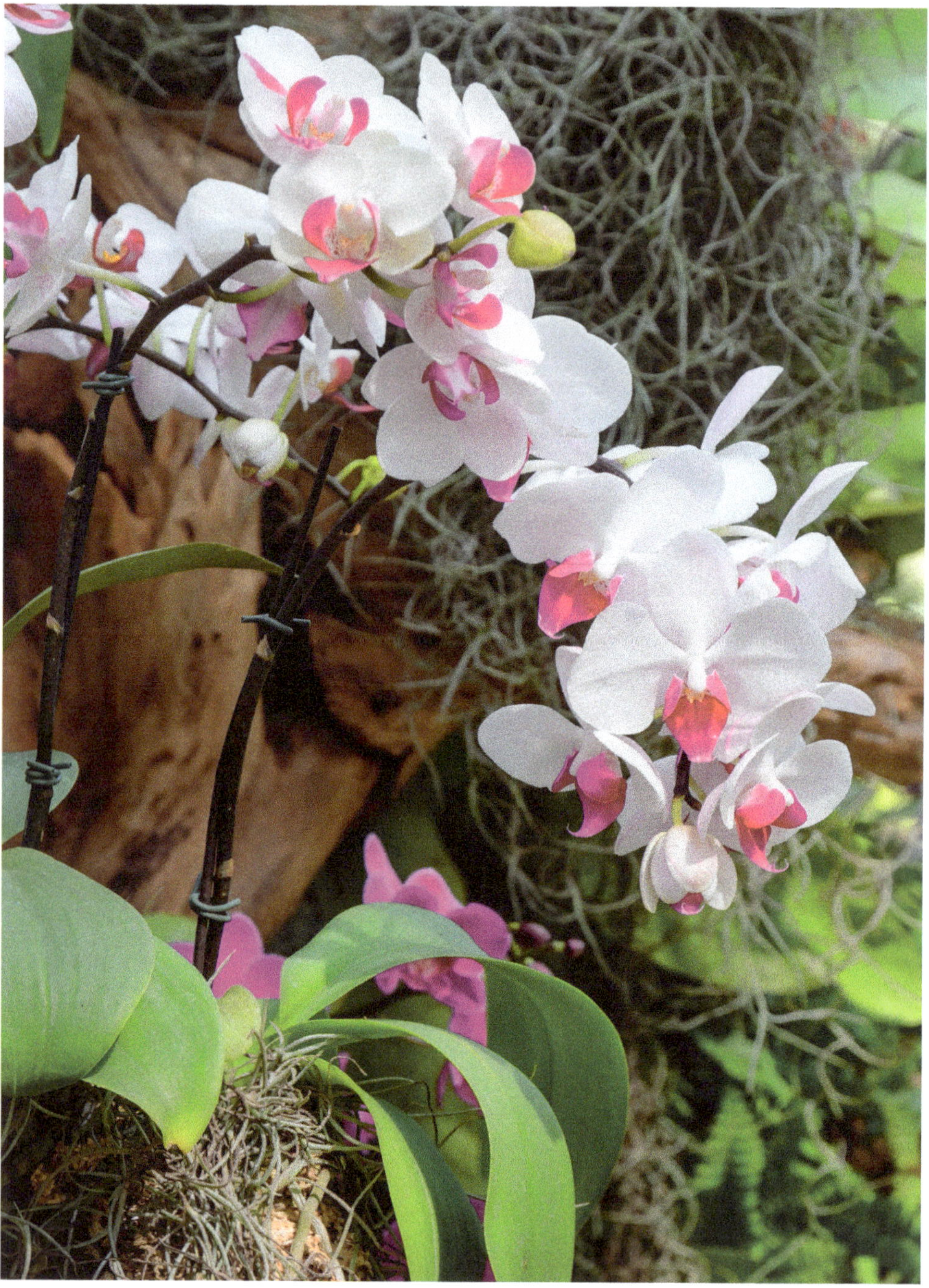

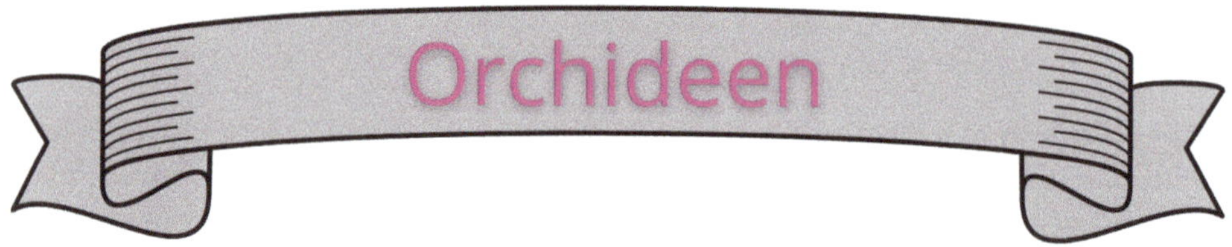
Orchideen

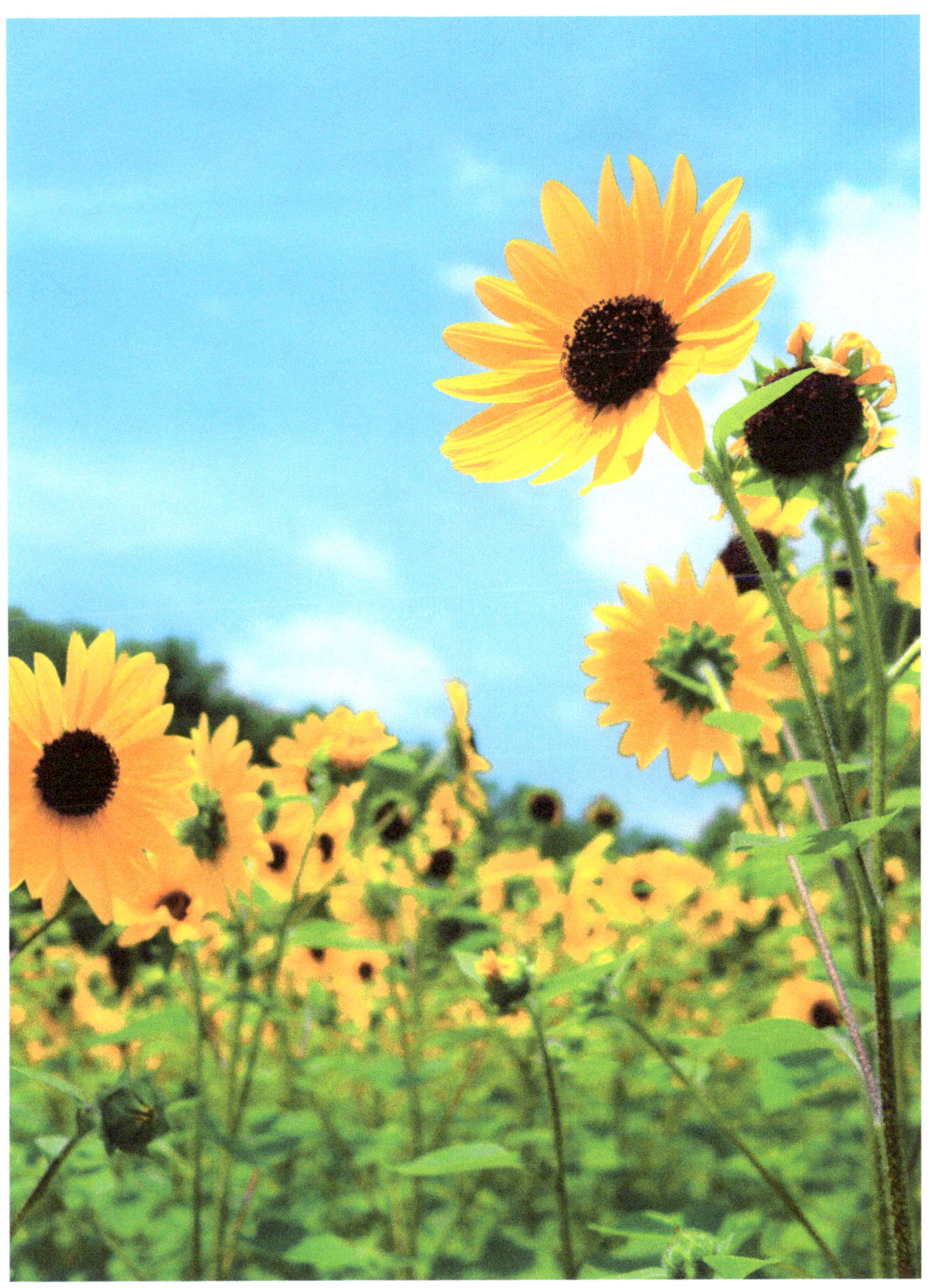

Sonnenblume

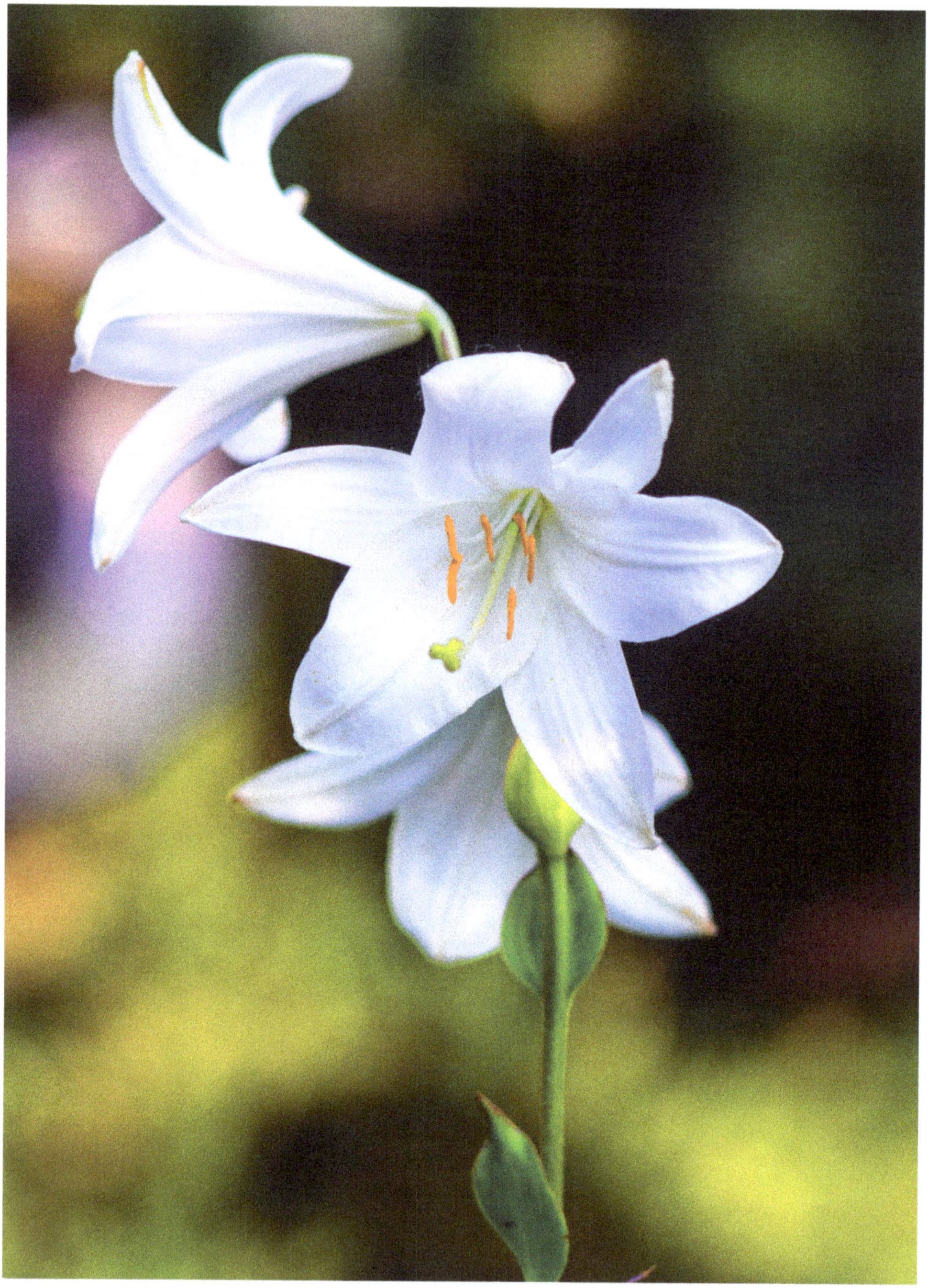

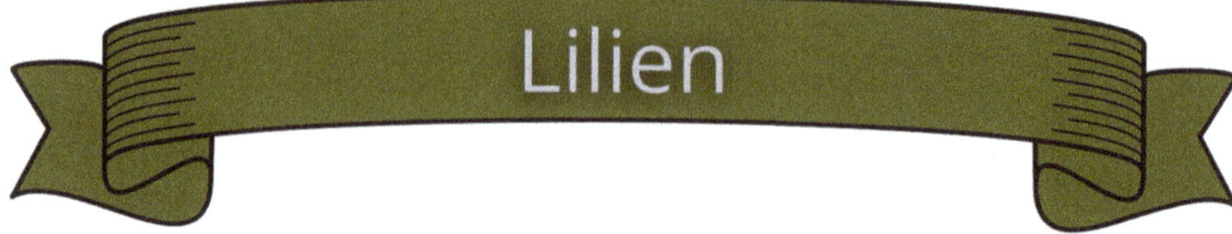
Lilien

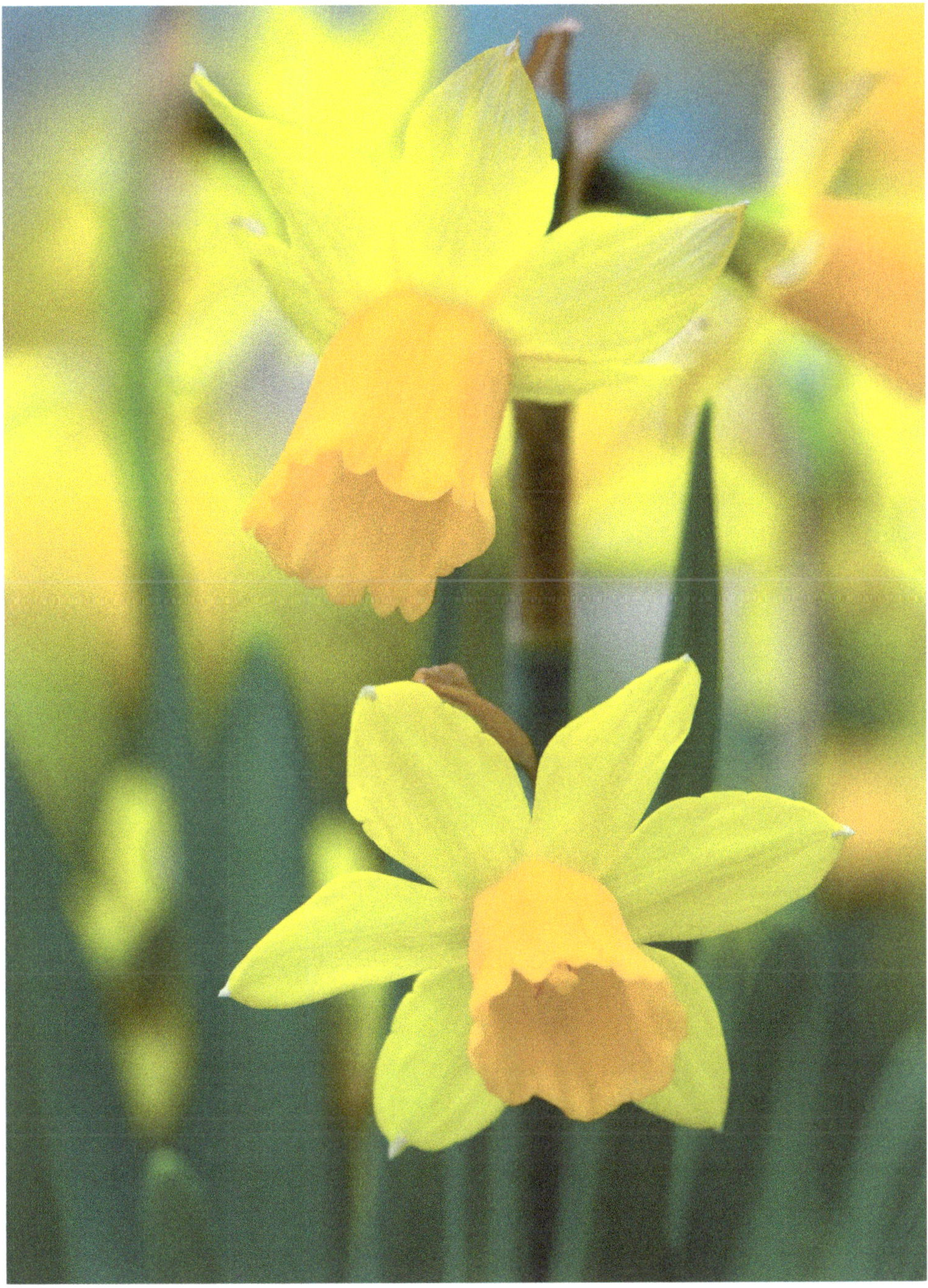

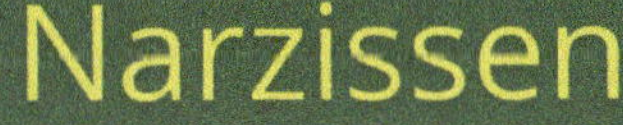
Narzissen

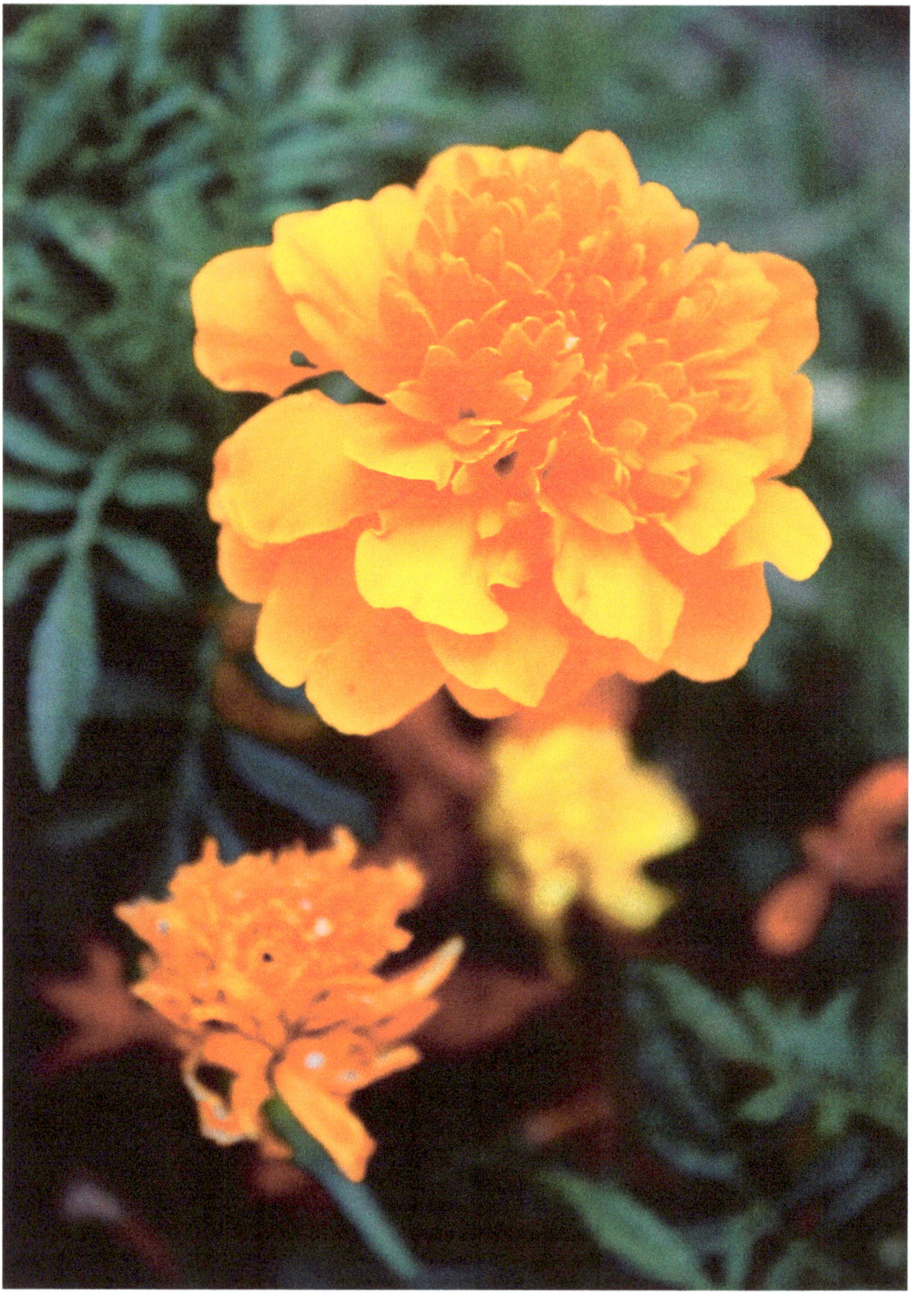

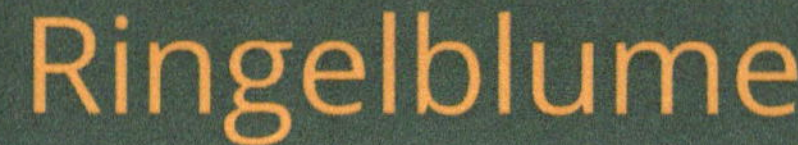
Ringelblume

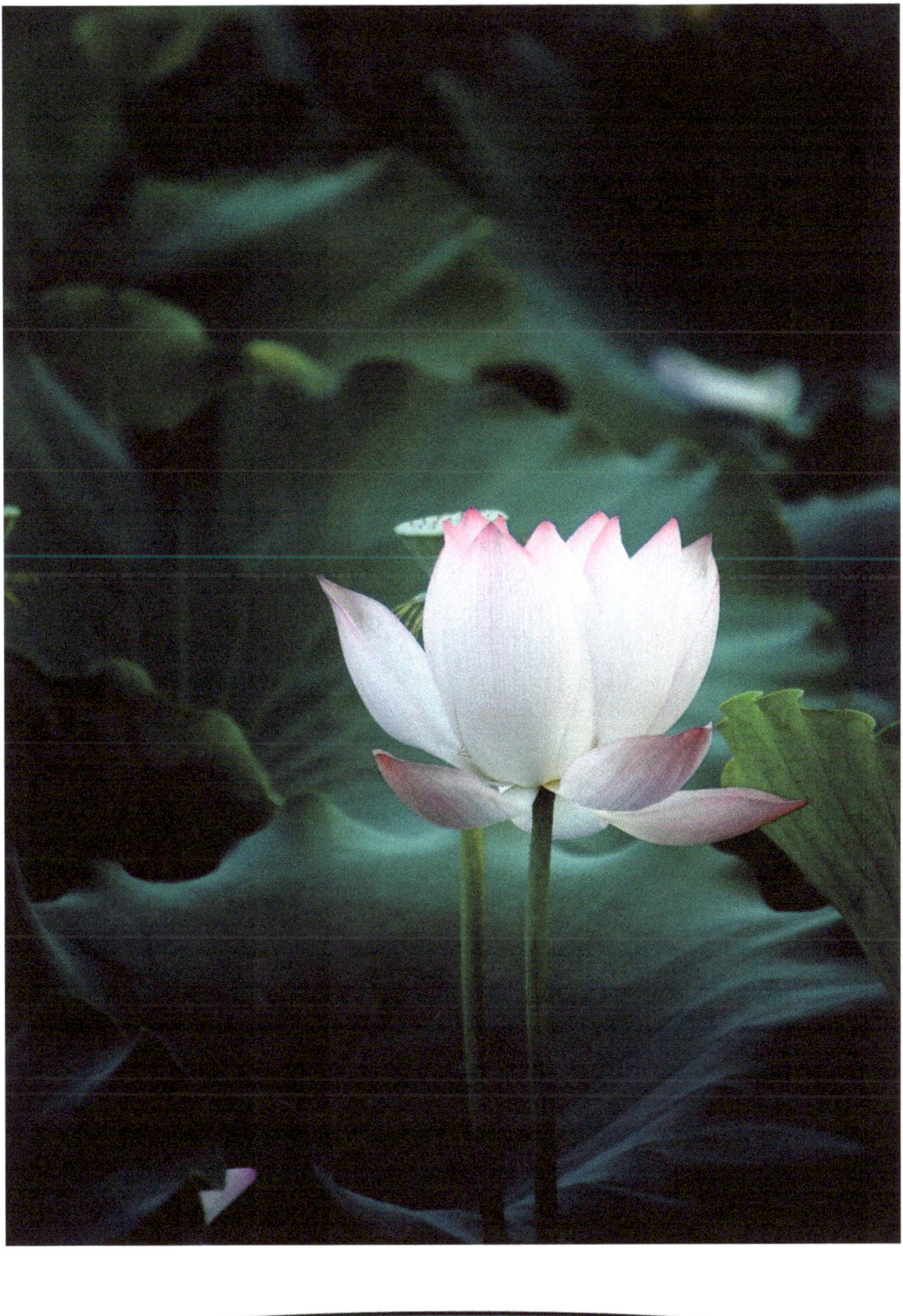

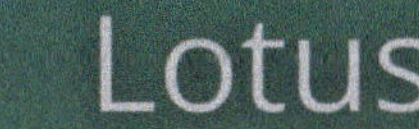

Lotus

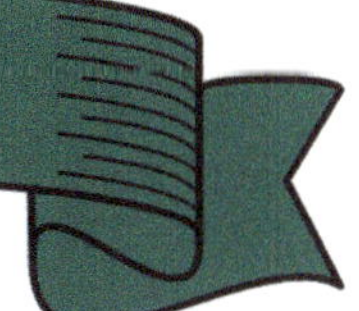

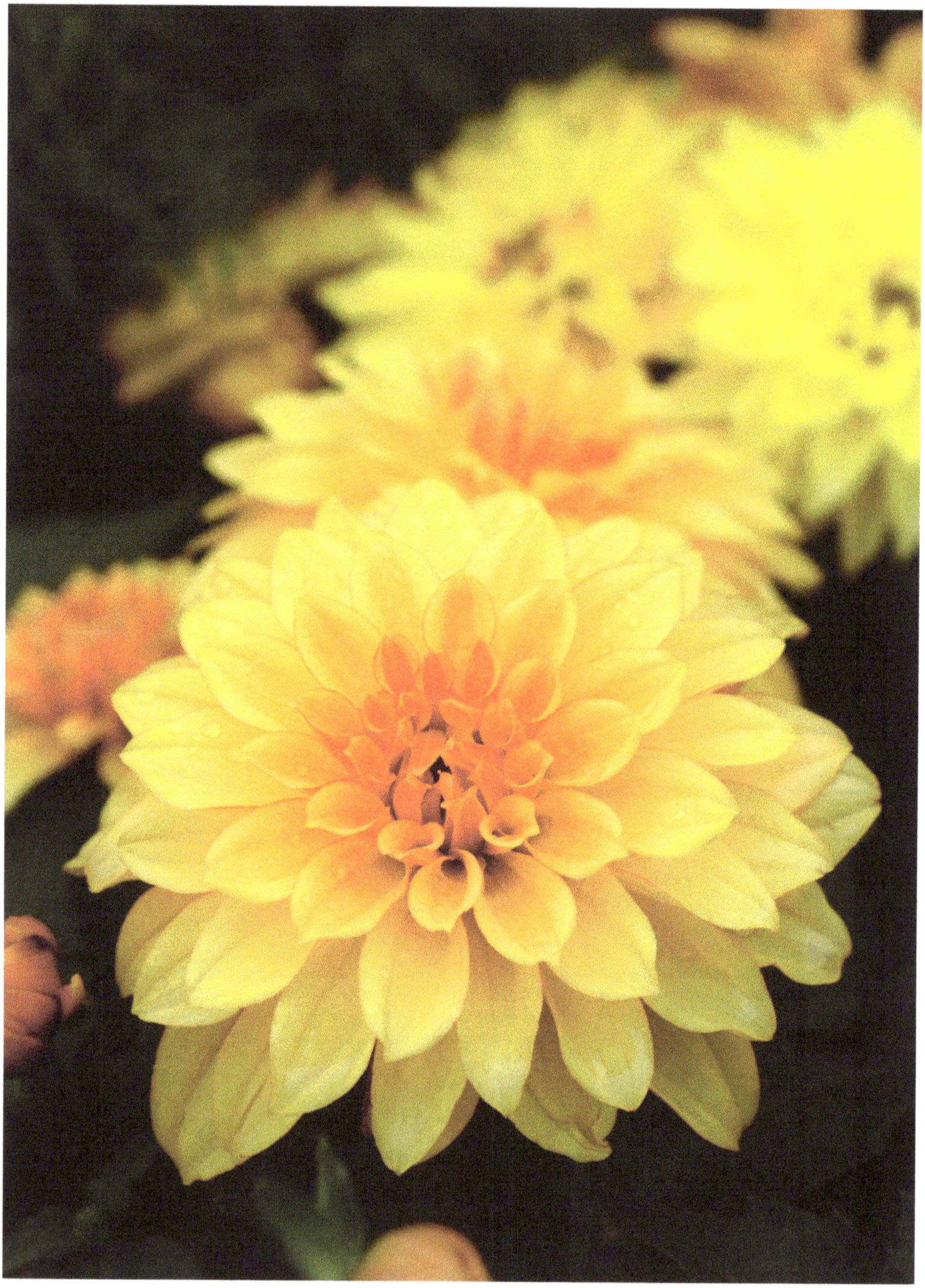

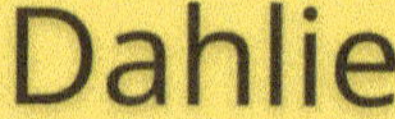
Dahlie

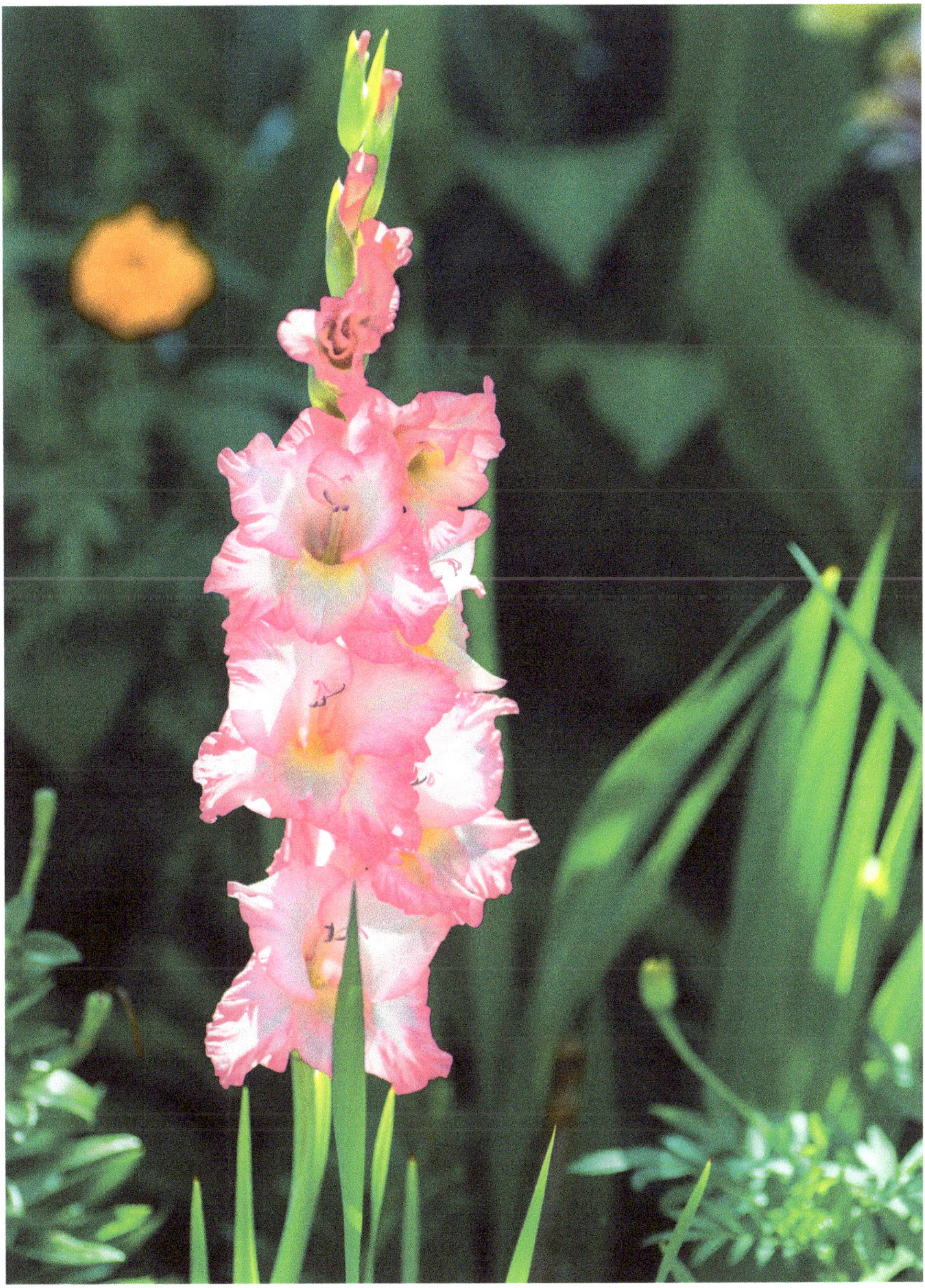

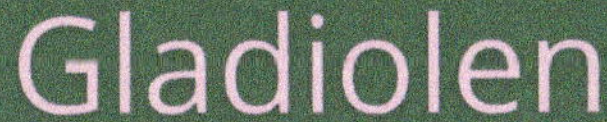
Gladiolen

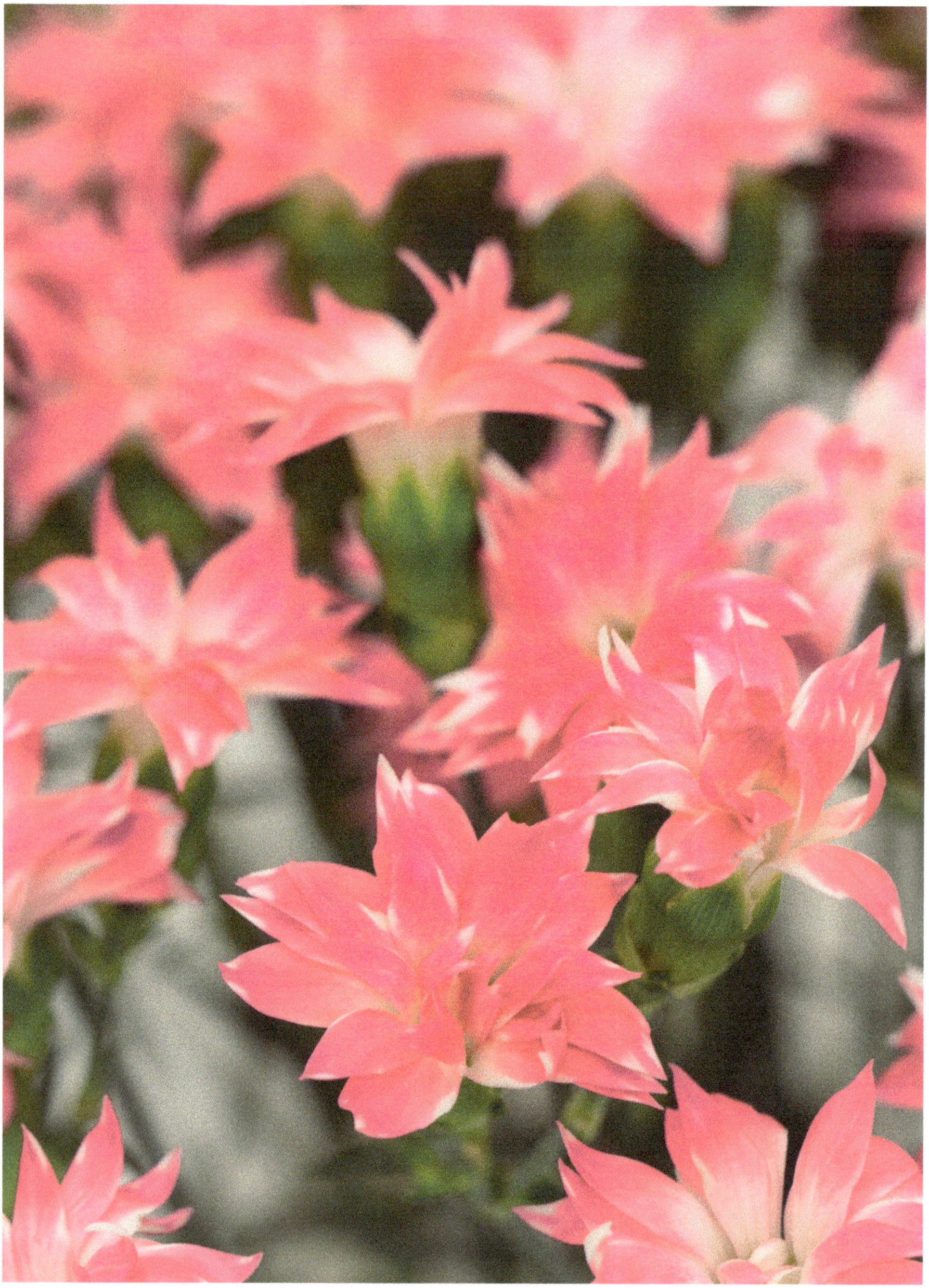

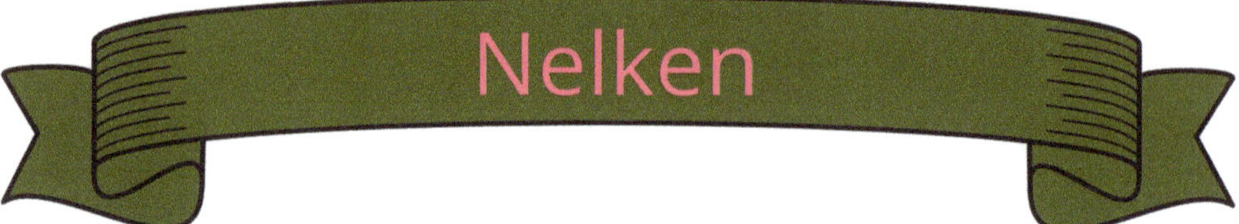
Nelken

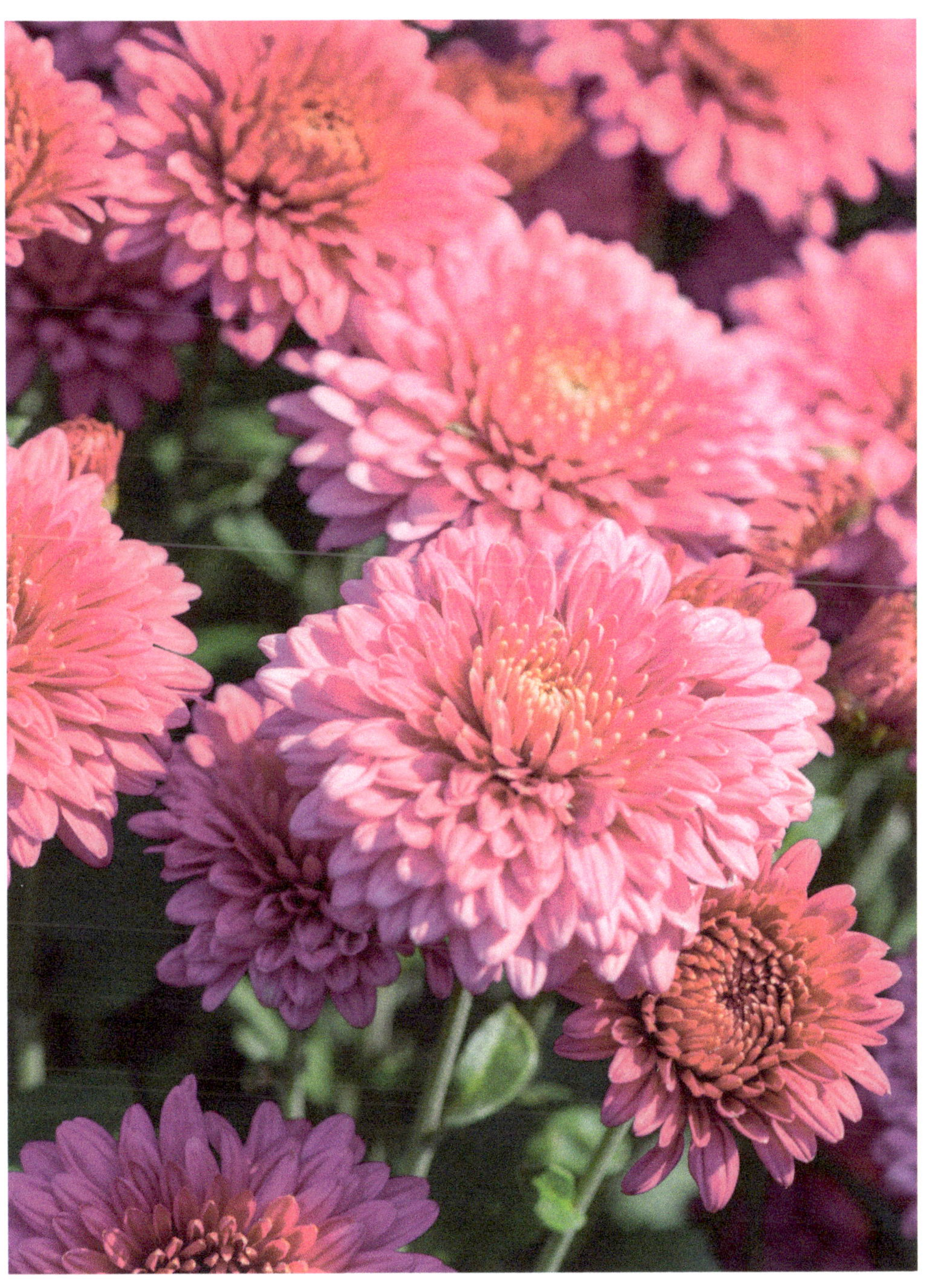

Chrysantheme

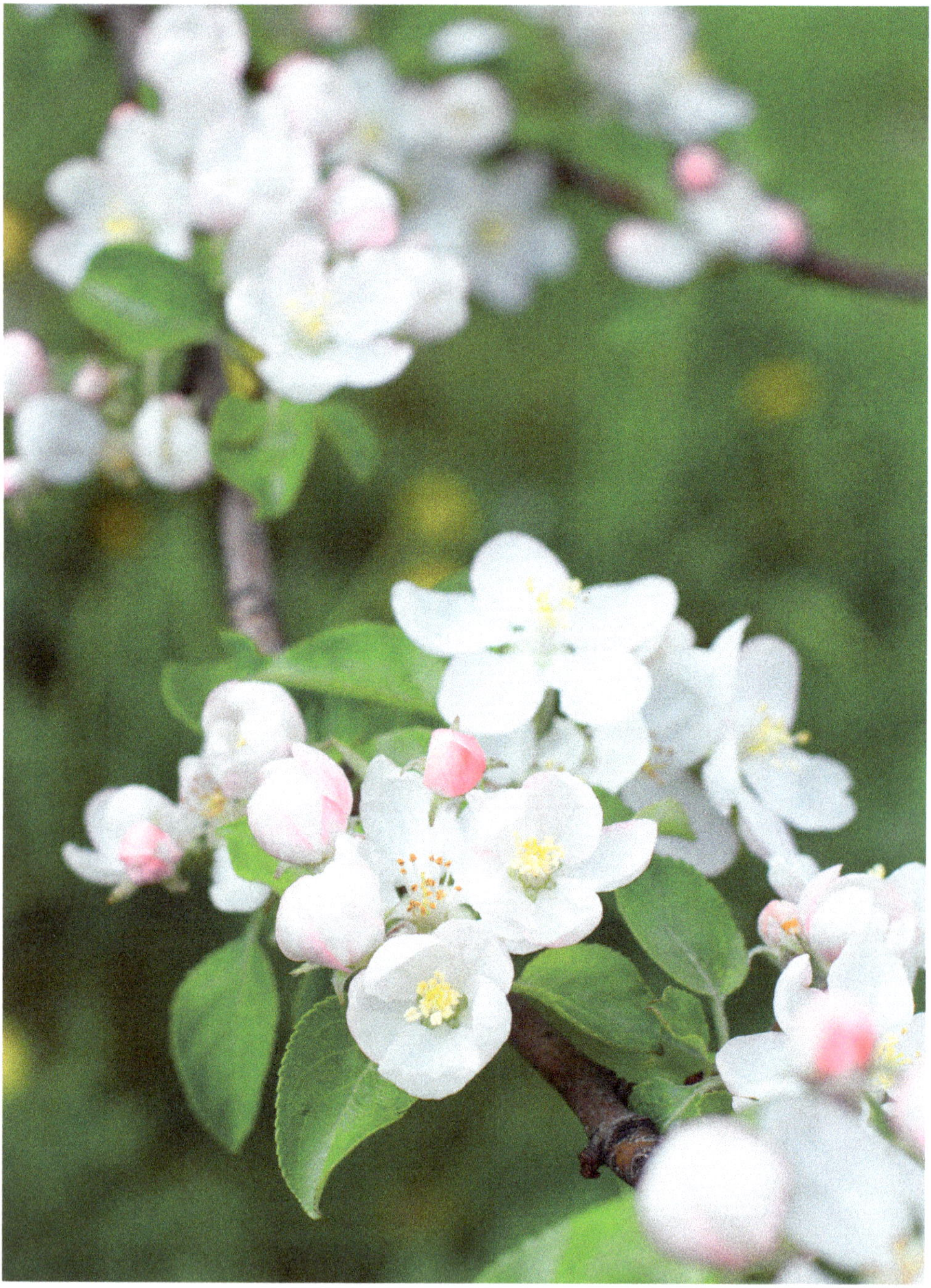

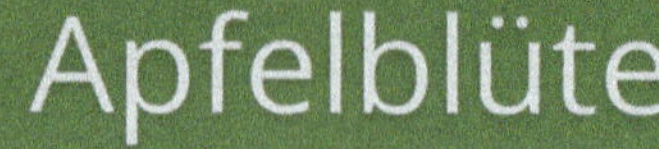

Apfelblüte

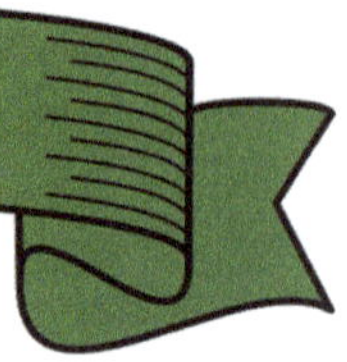

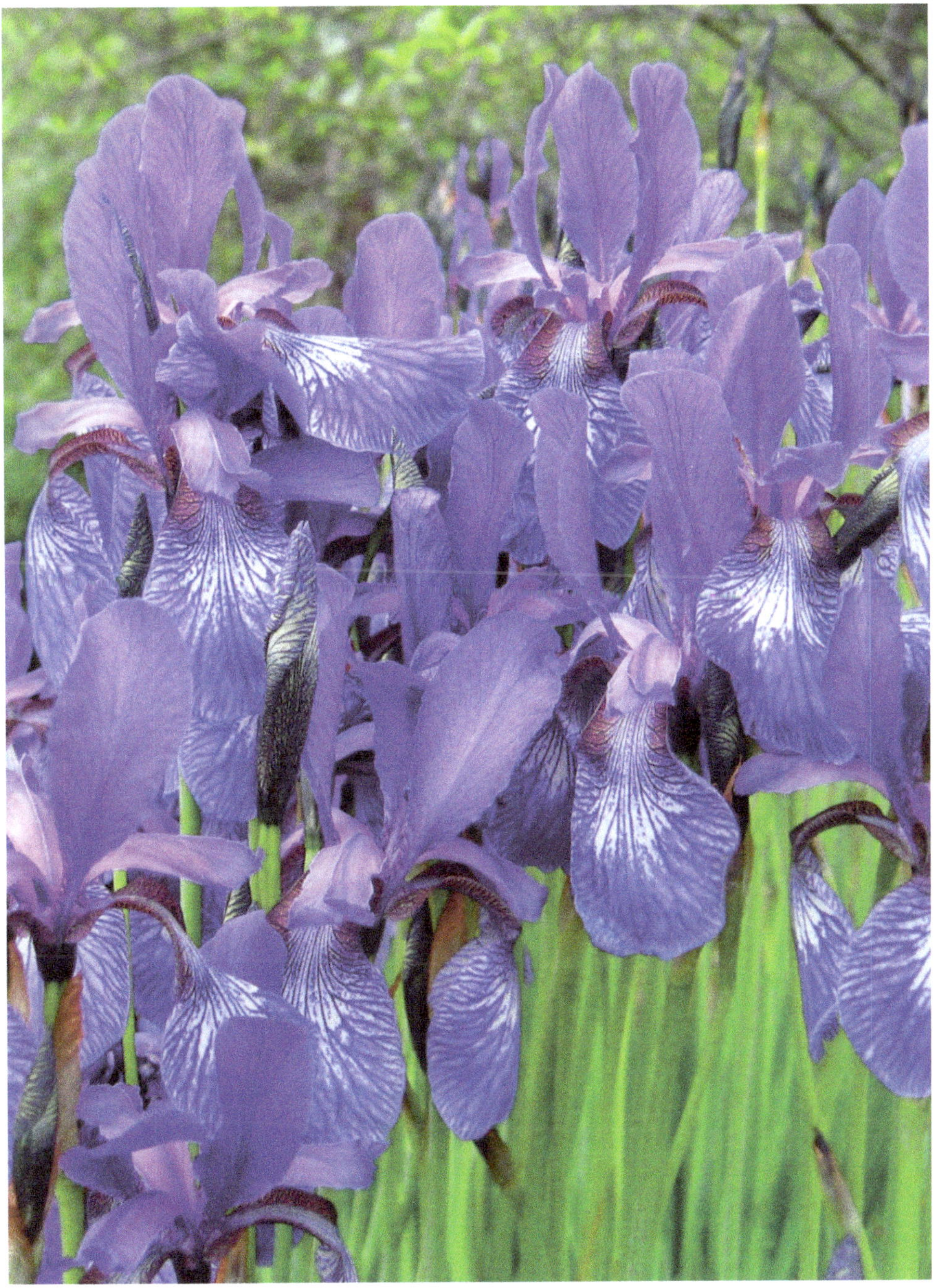

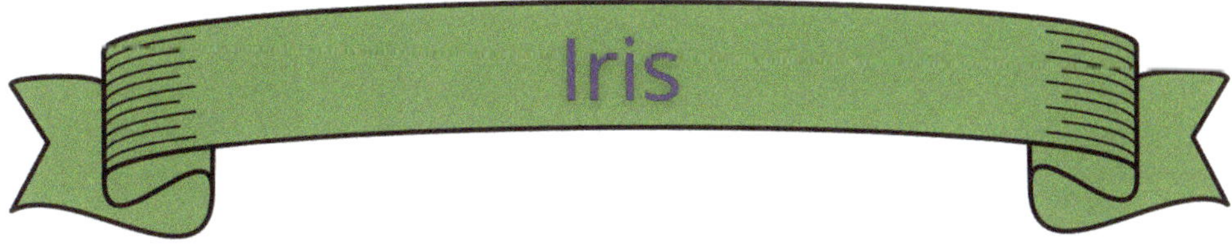
Iris

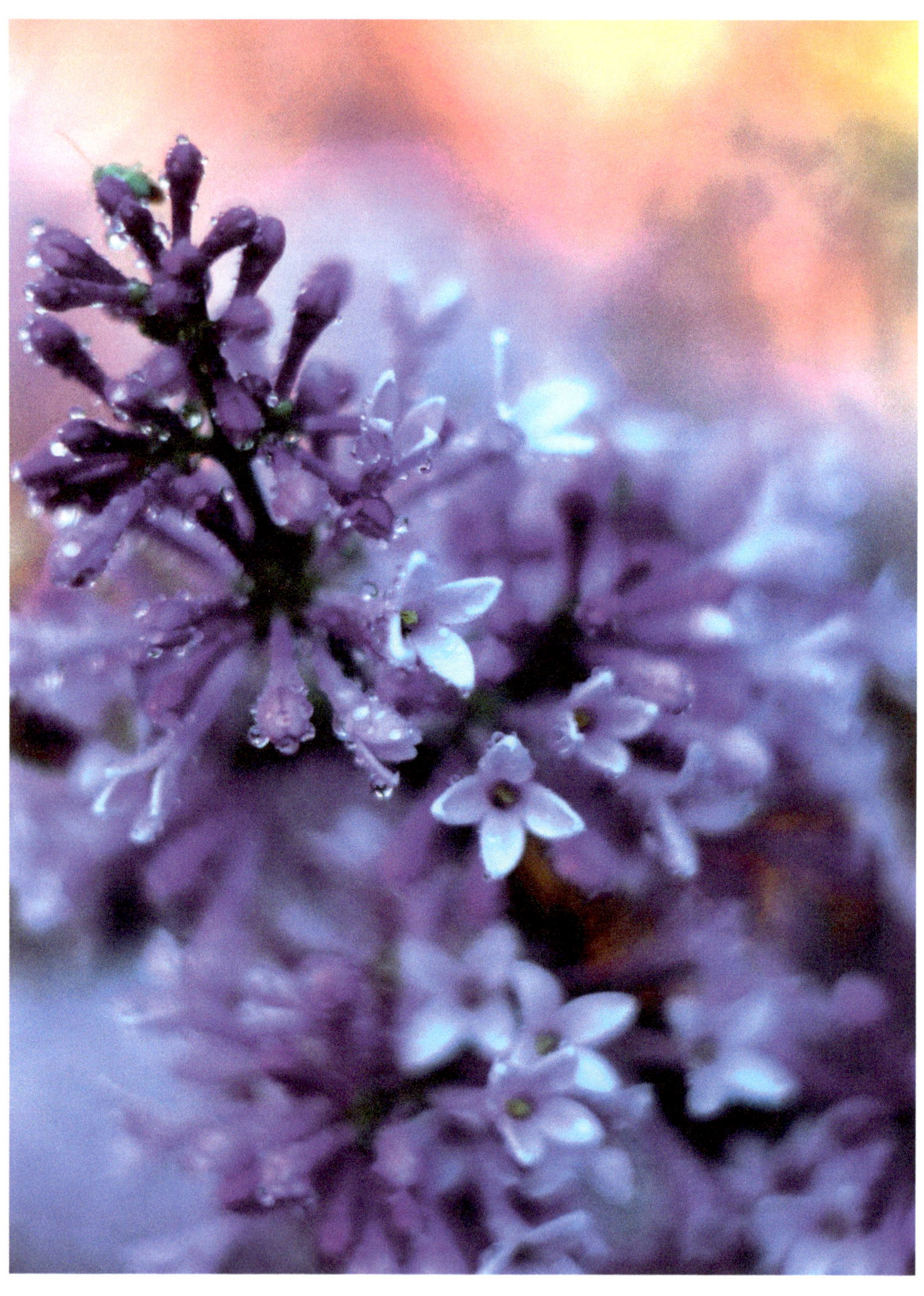

Lila

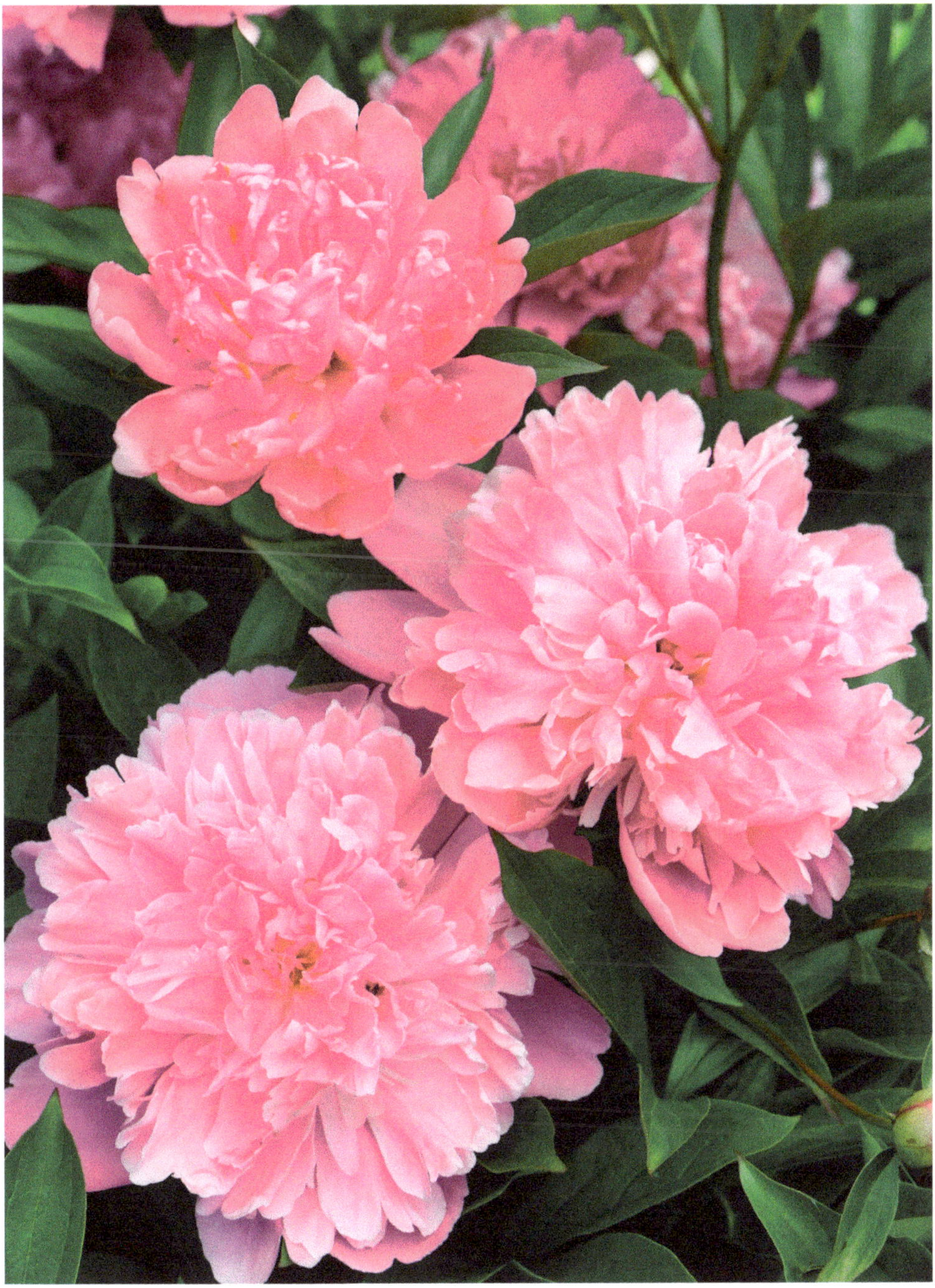

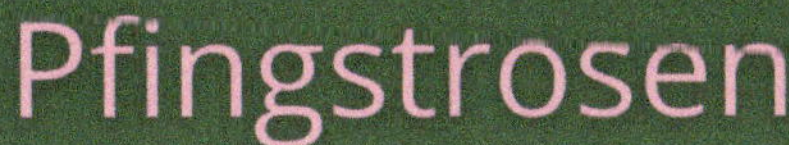
Pfingstrosen

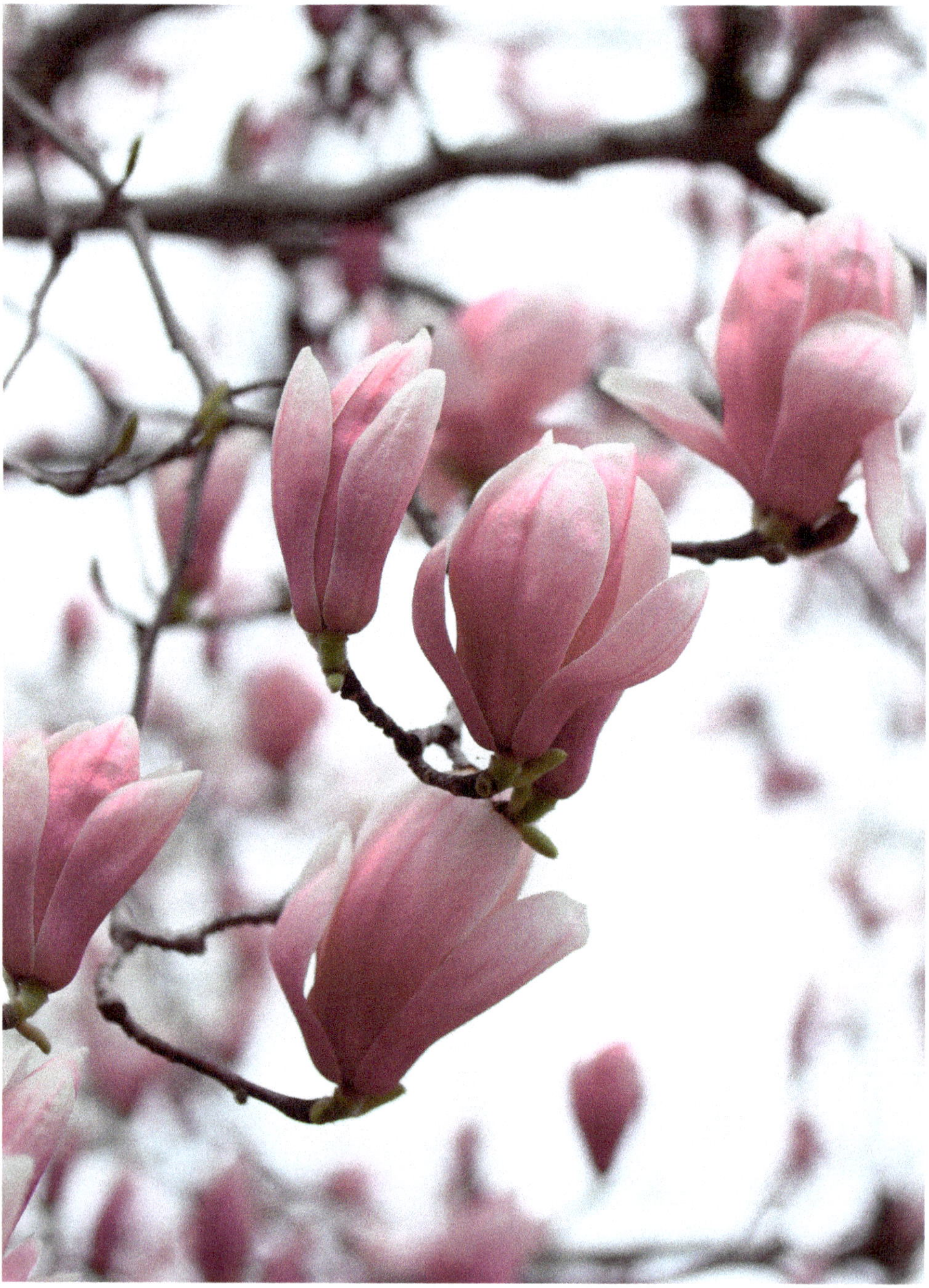

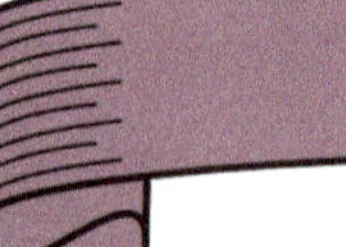

Magnolie

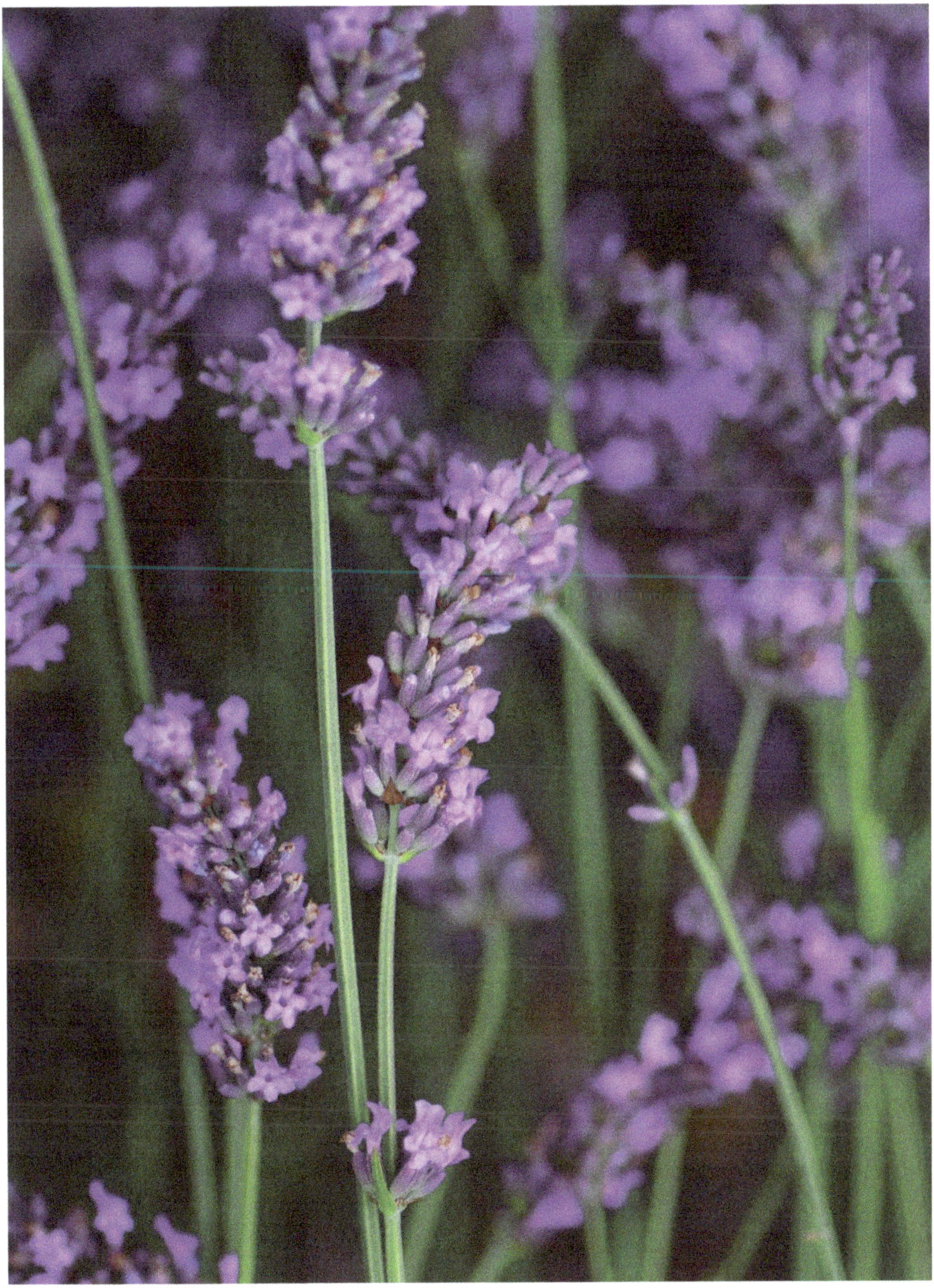

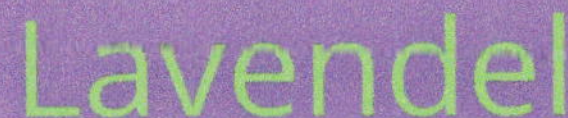
Lavendel

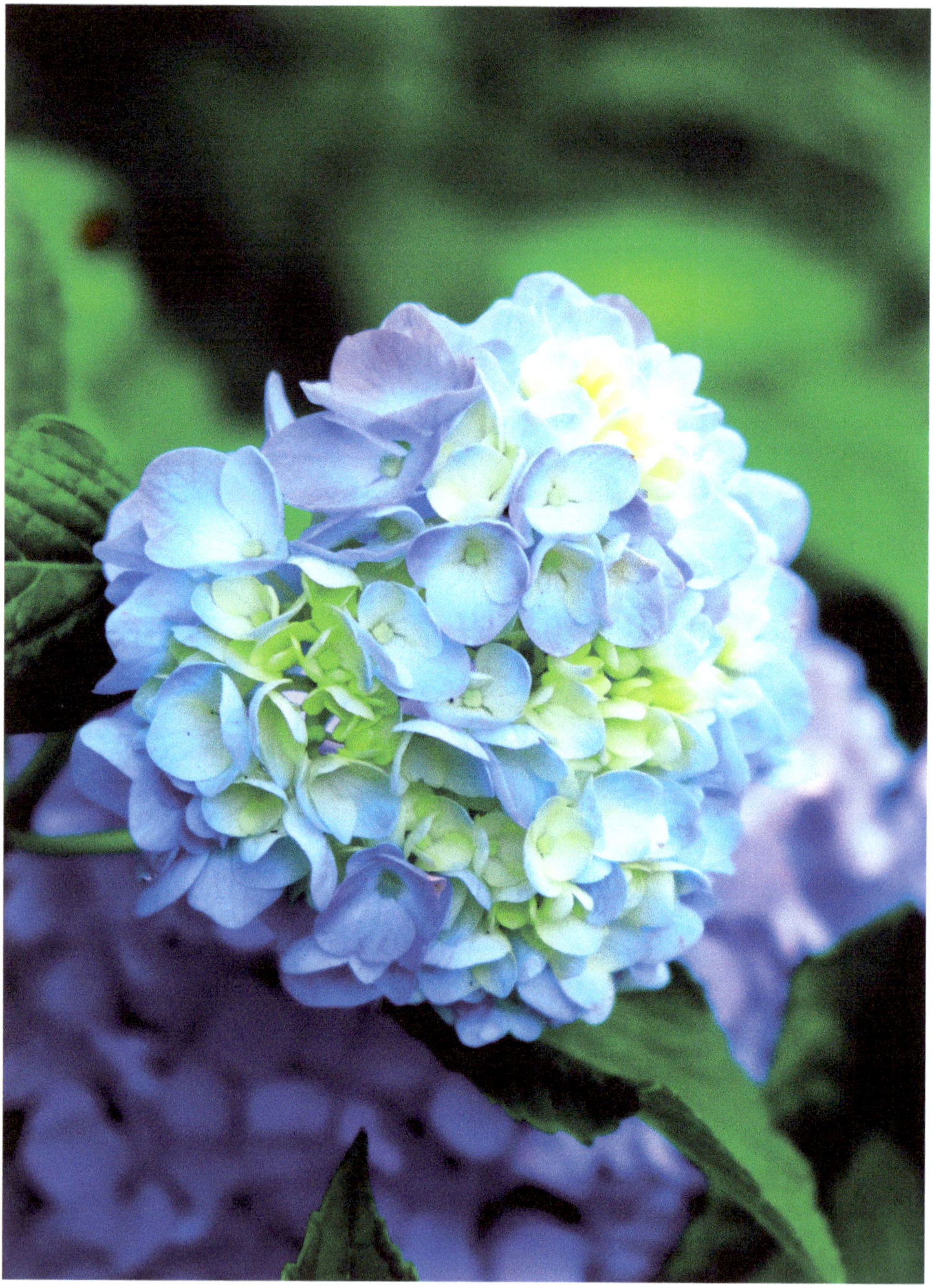

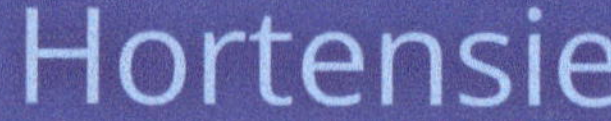
Hortensie

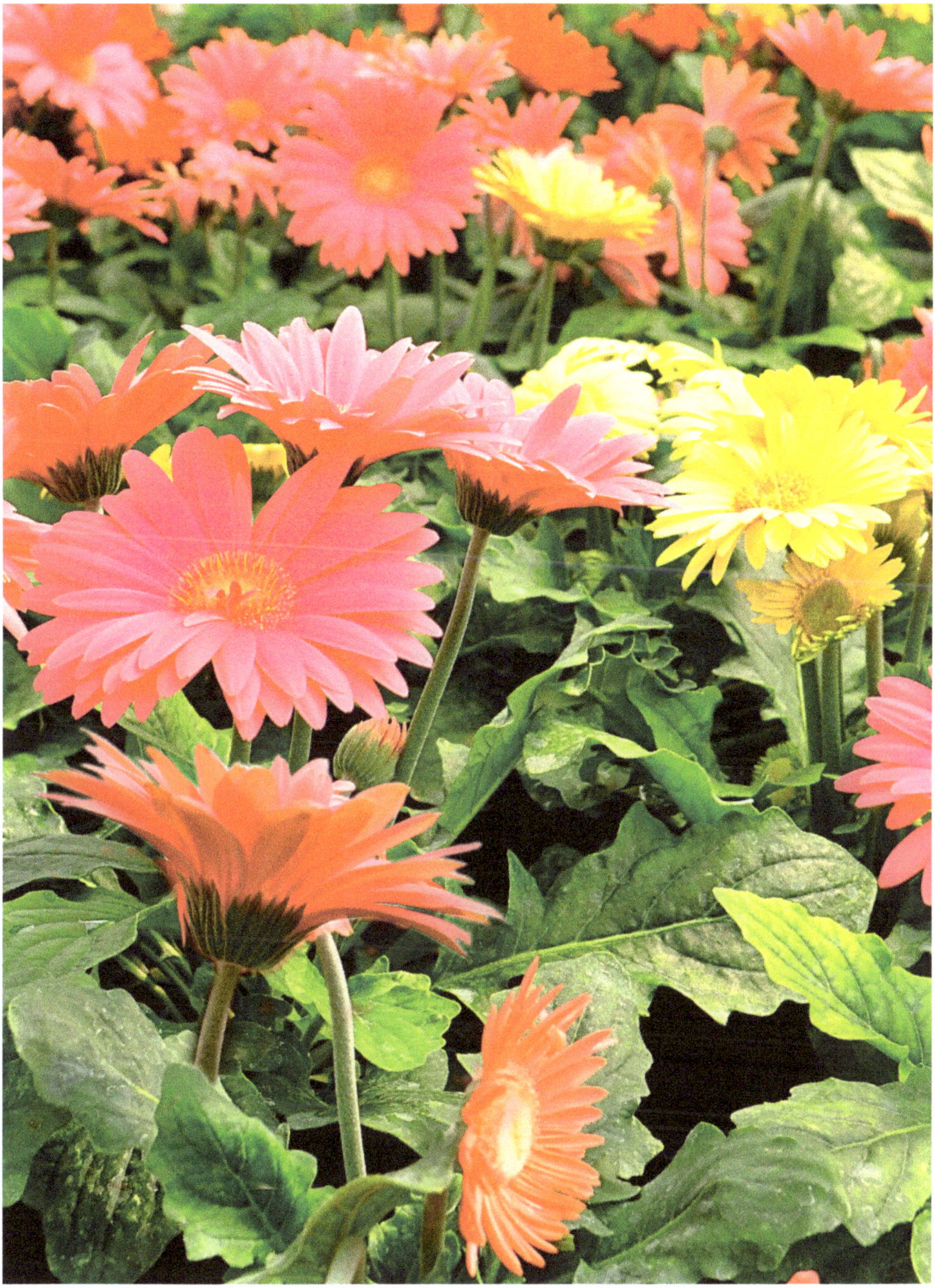

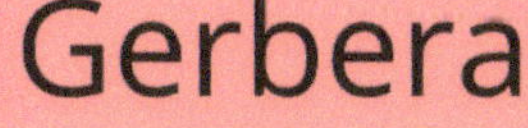

Gerbera

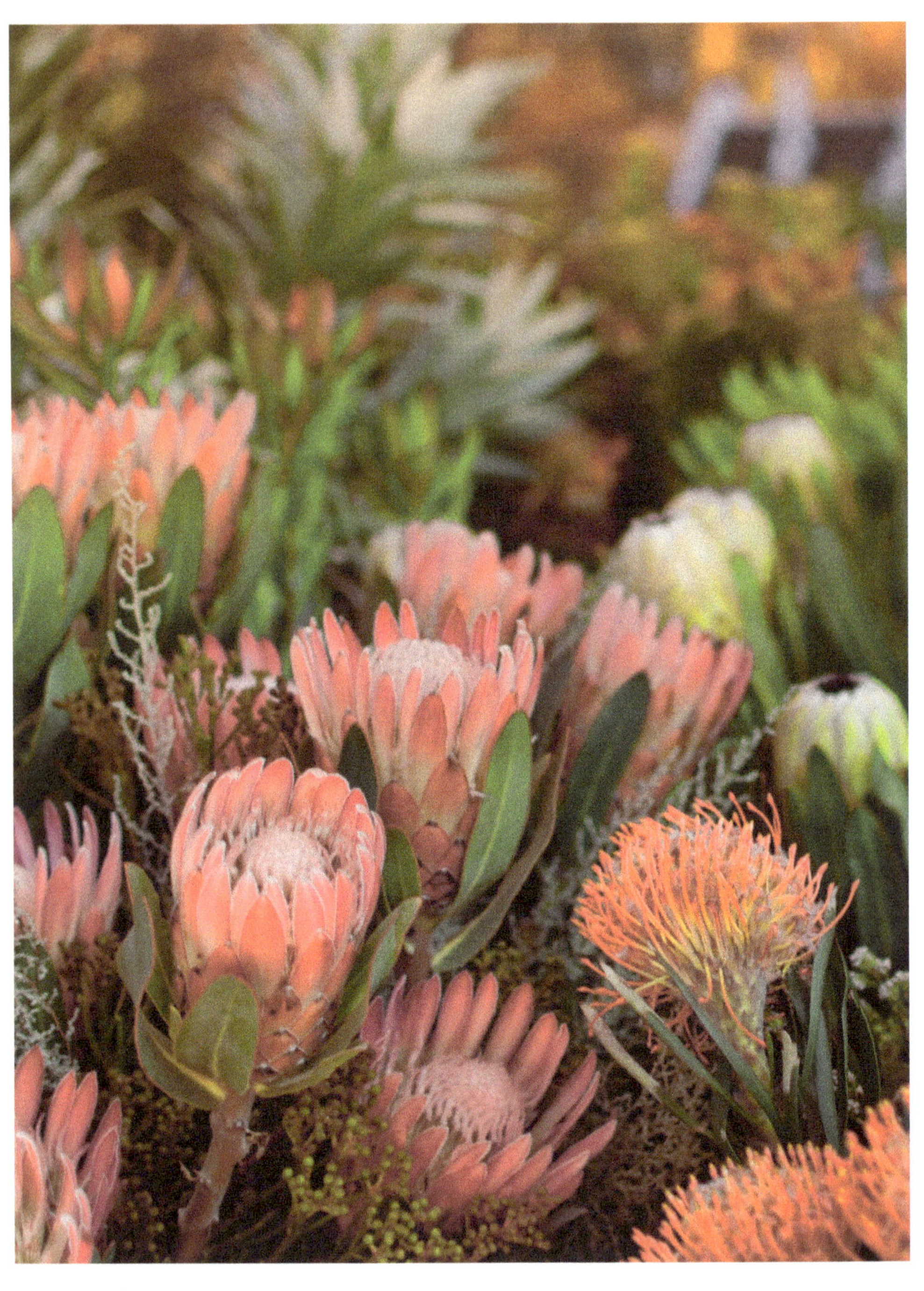

Proteas

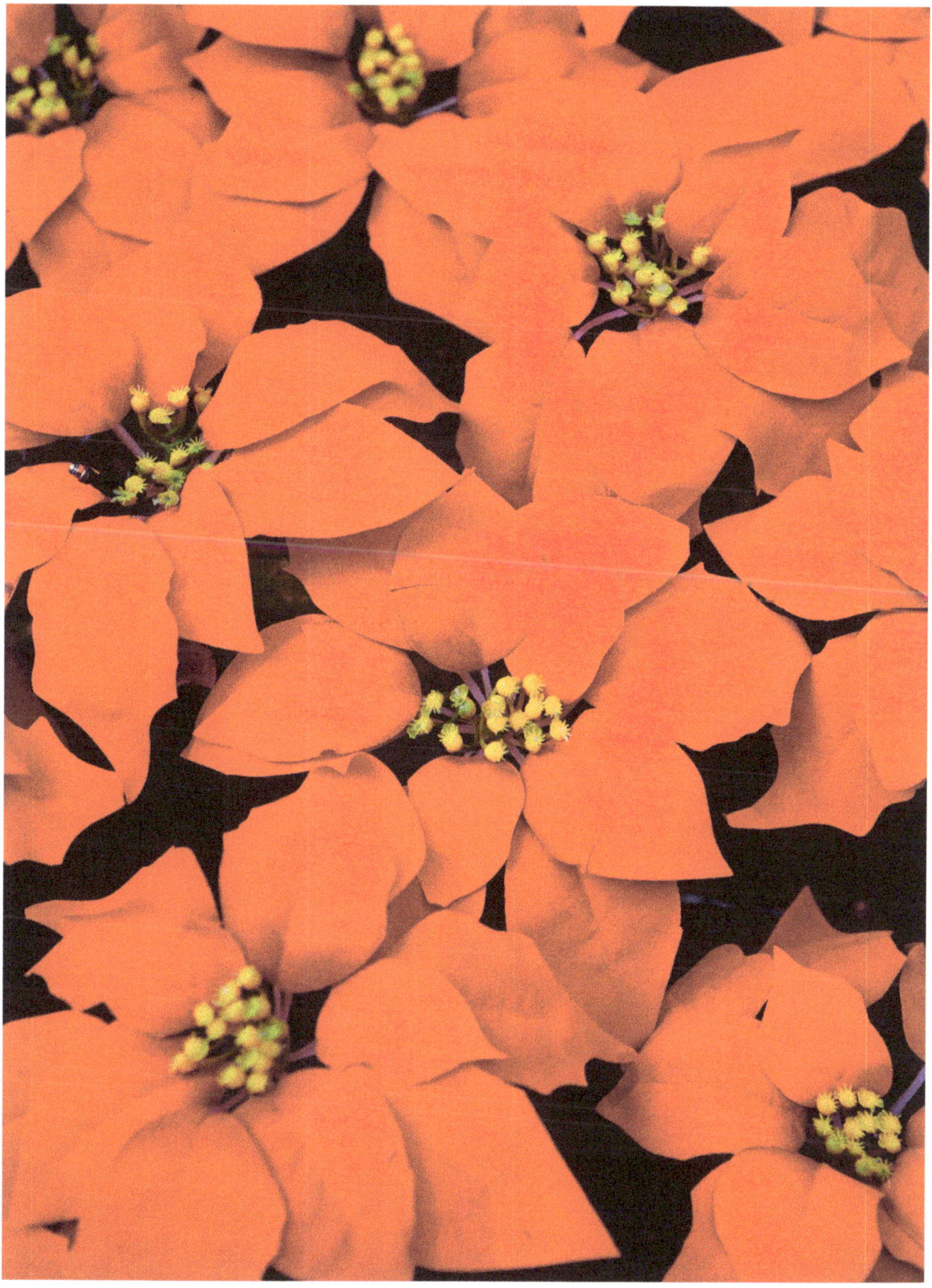

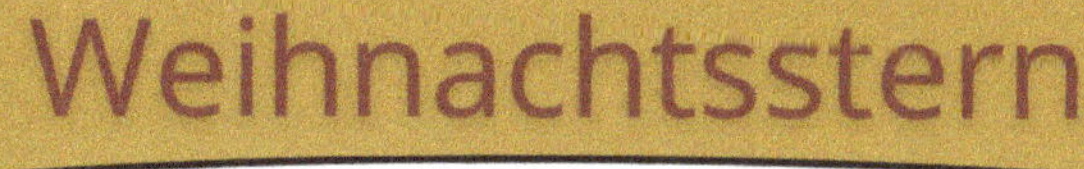
Weihnachtsstern

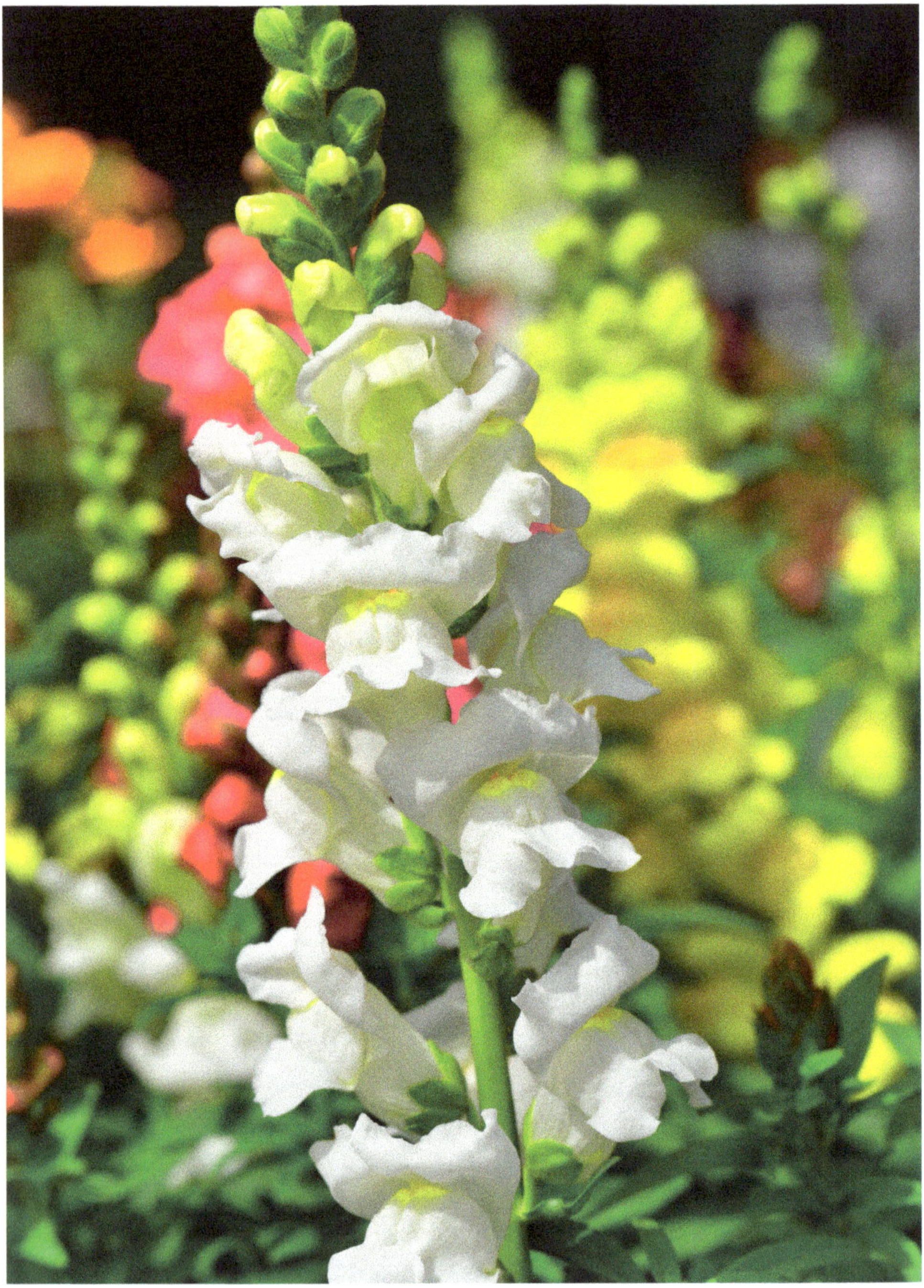

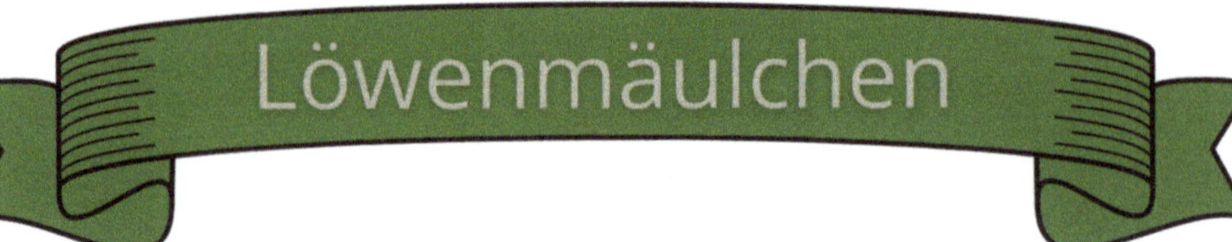
Löwenmäulchen

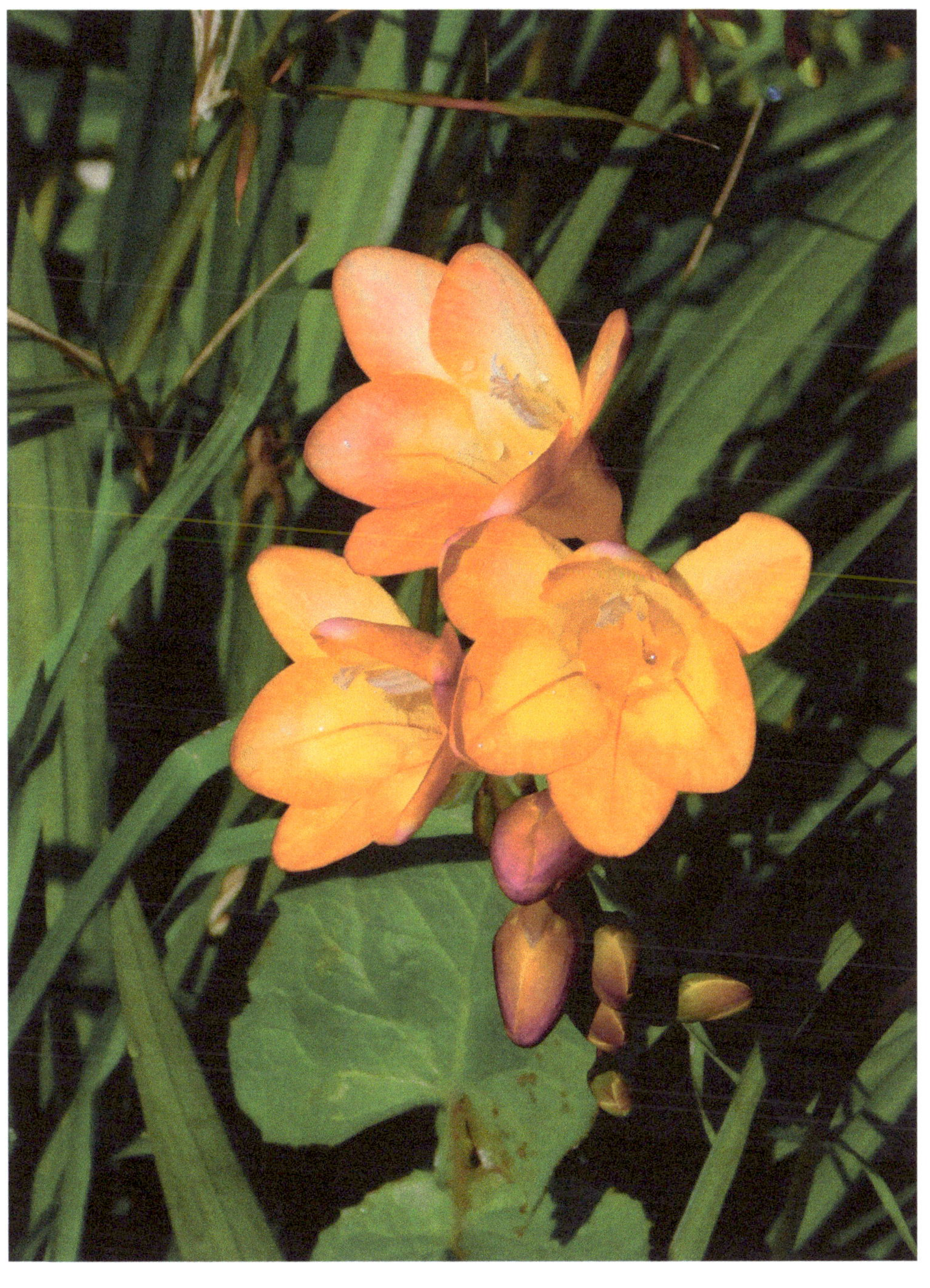

Freesie

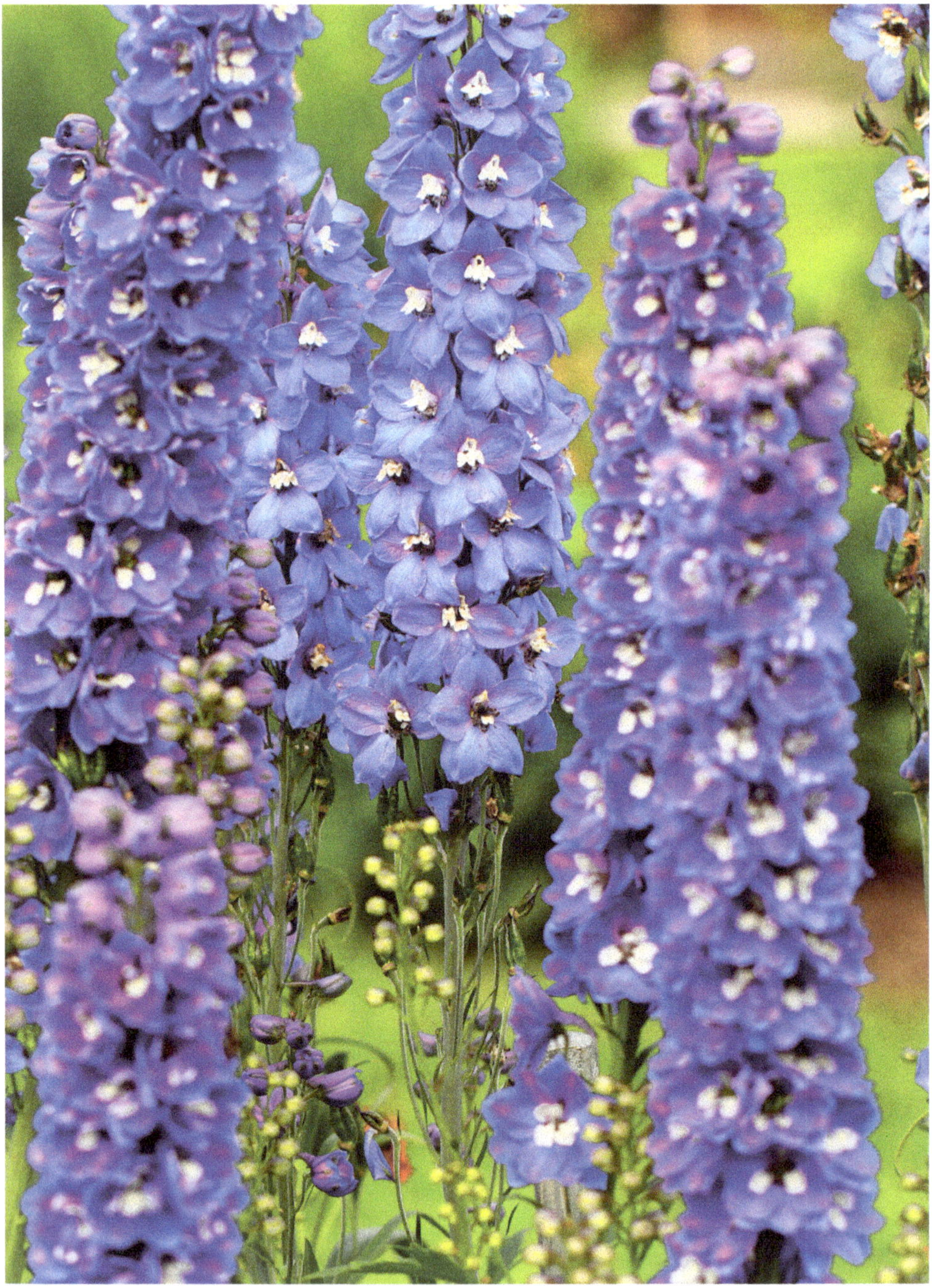

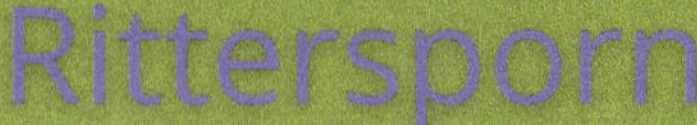
Rittersporn

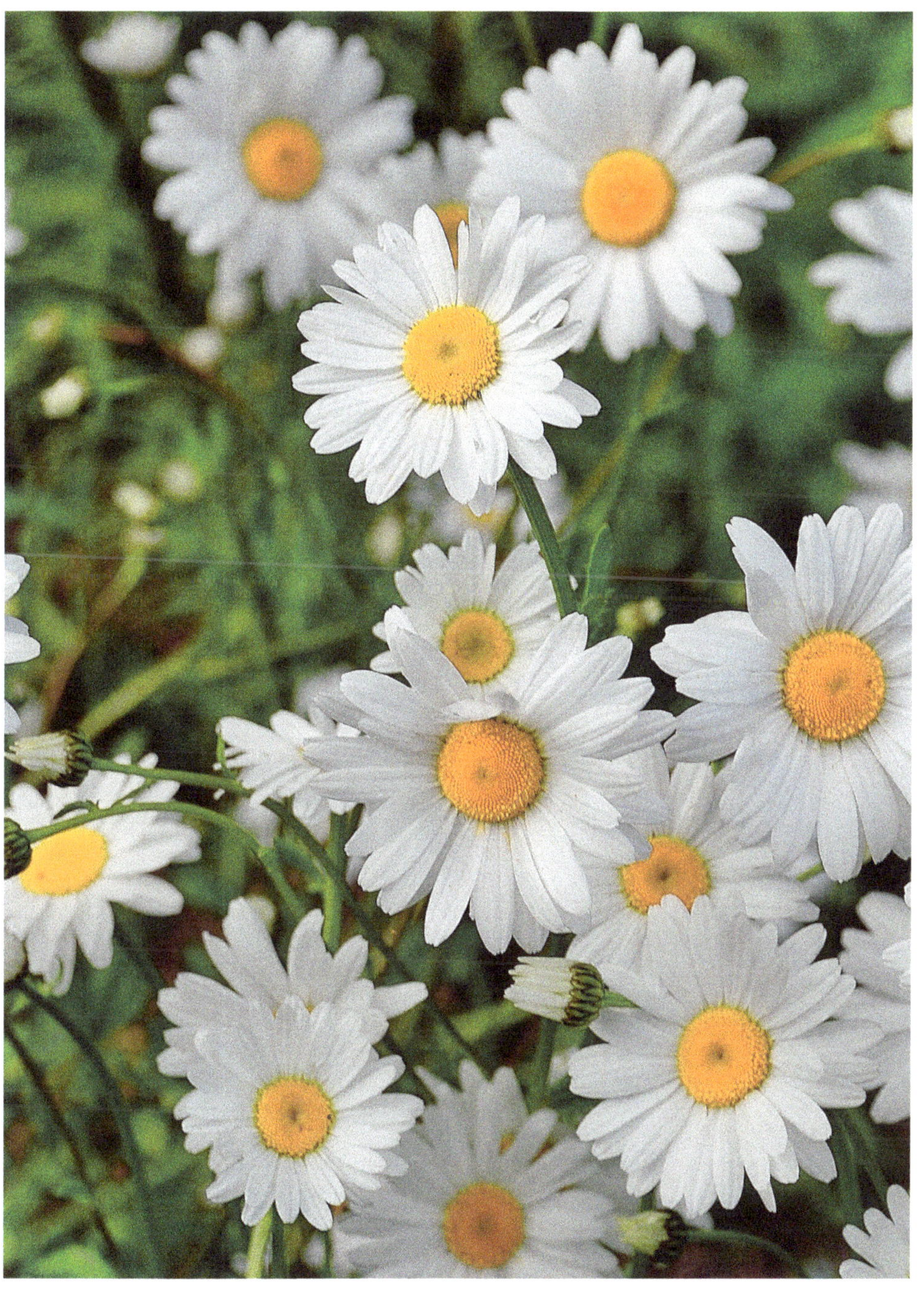

Gänseblümchen

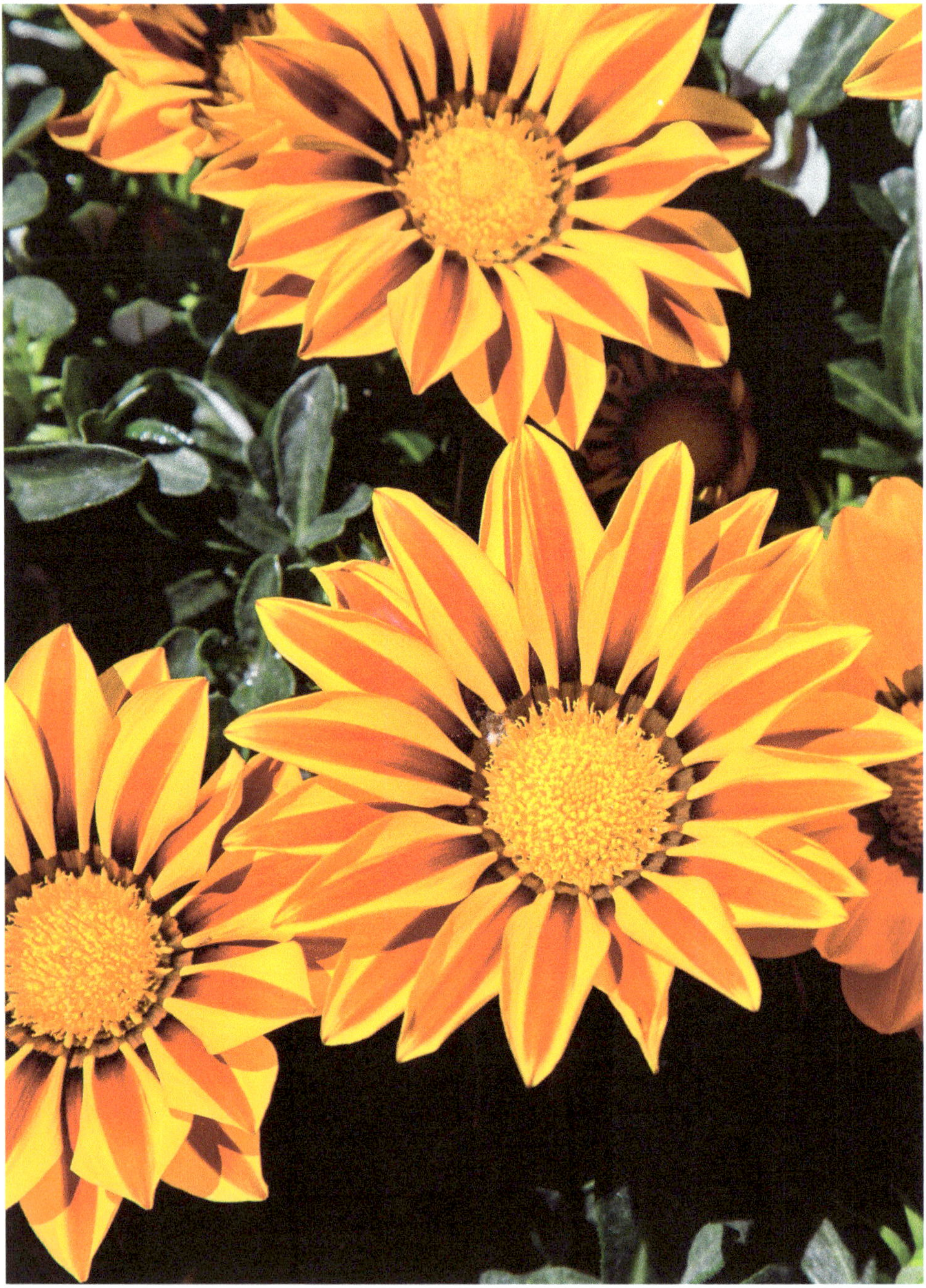

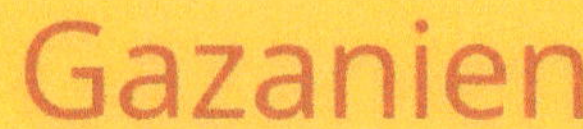
Gazanien

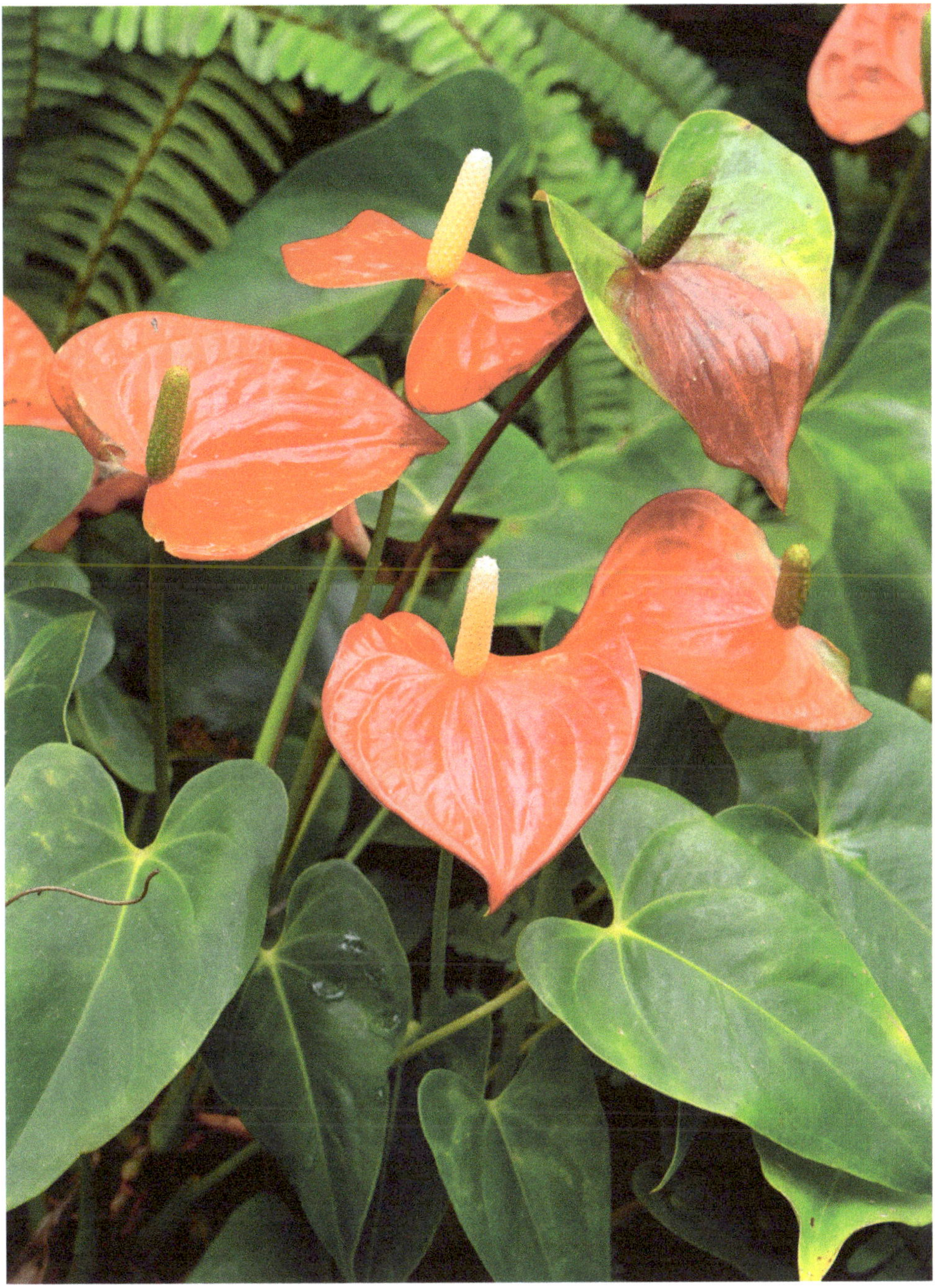

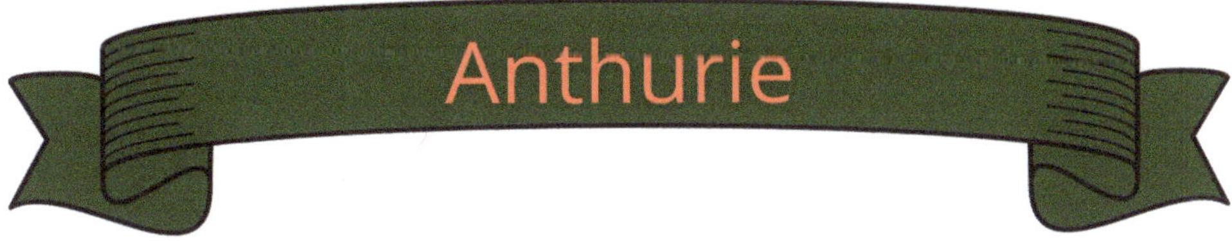
Anthurie

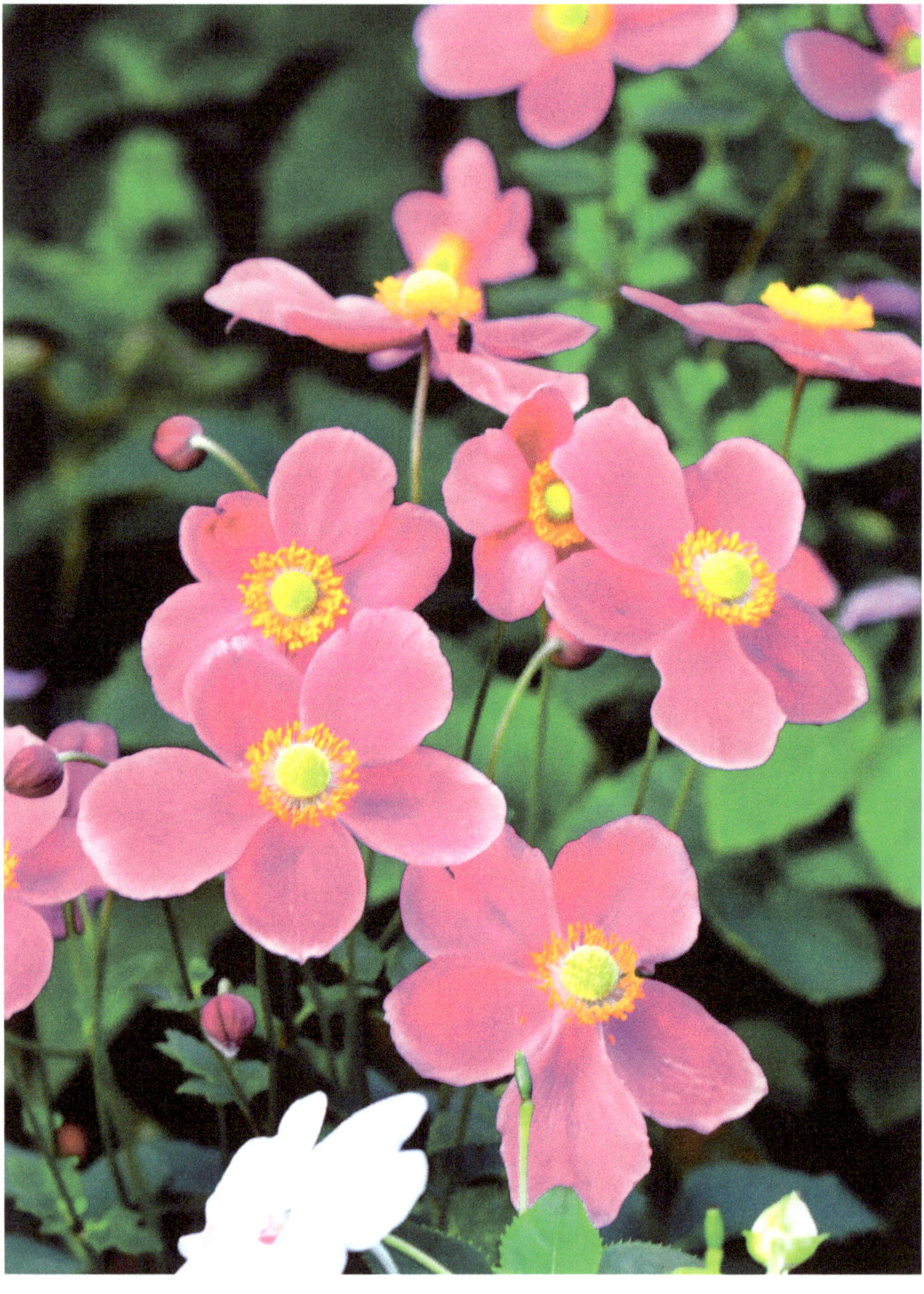

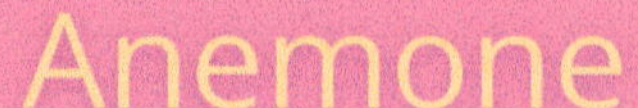
Anemone

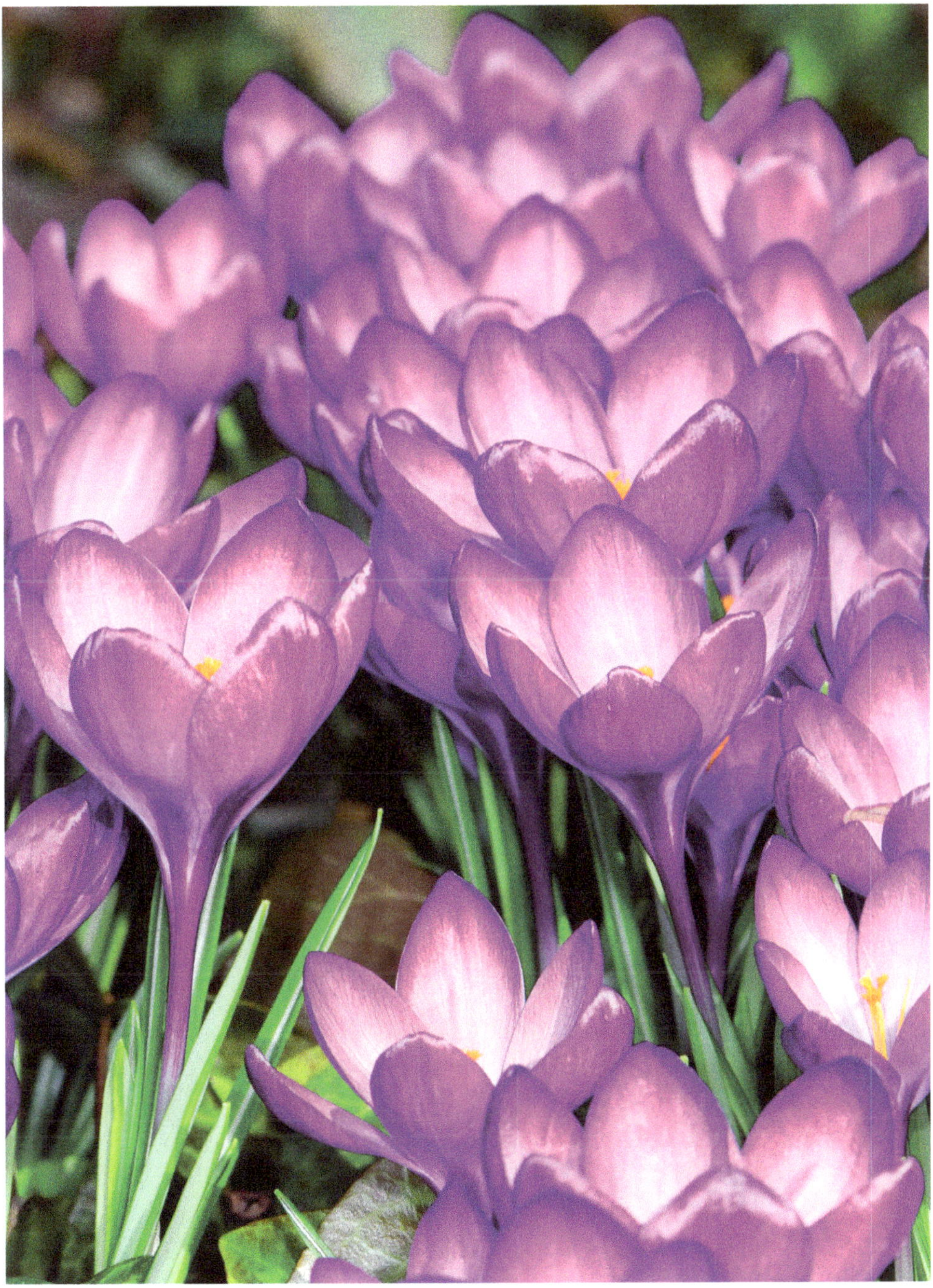

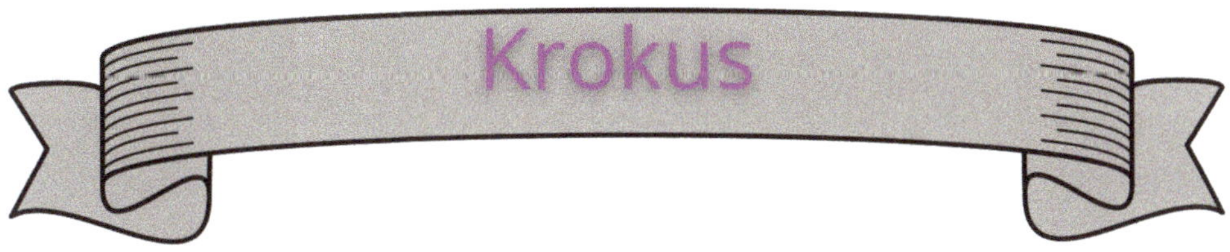
Krokus

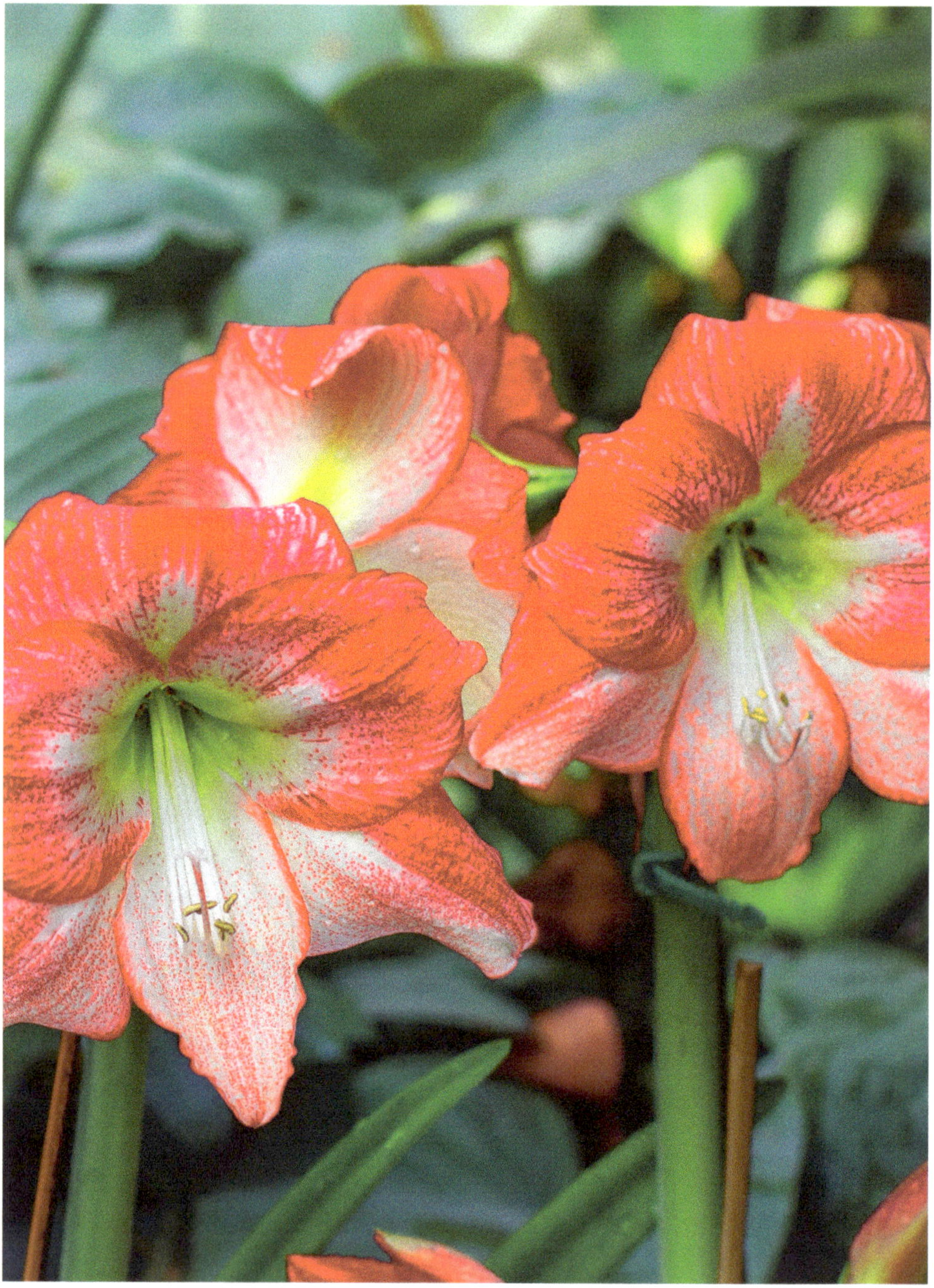

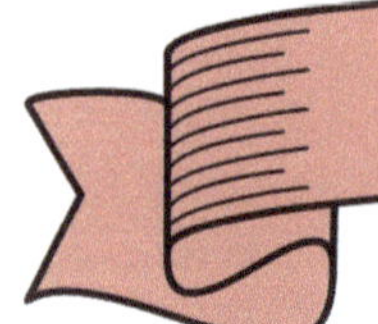

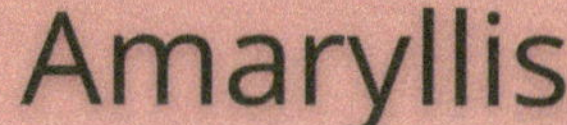

Amaryllis

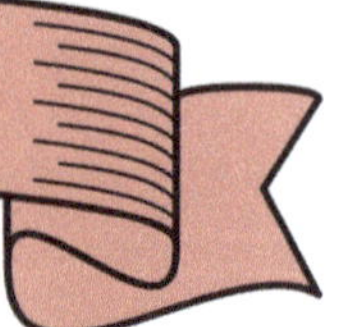

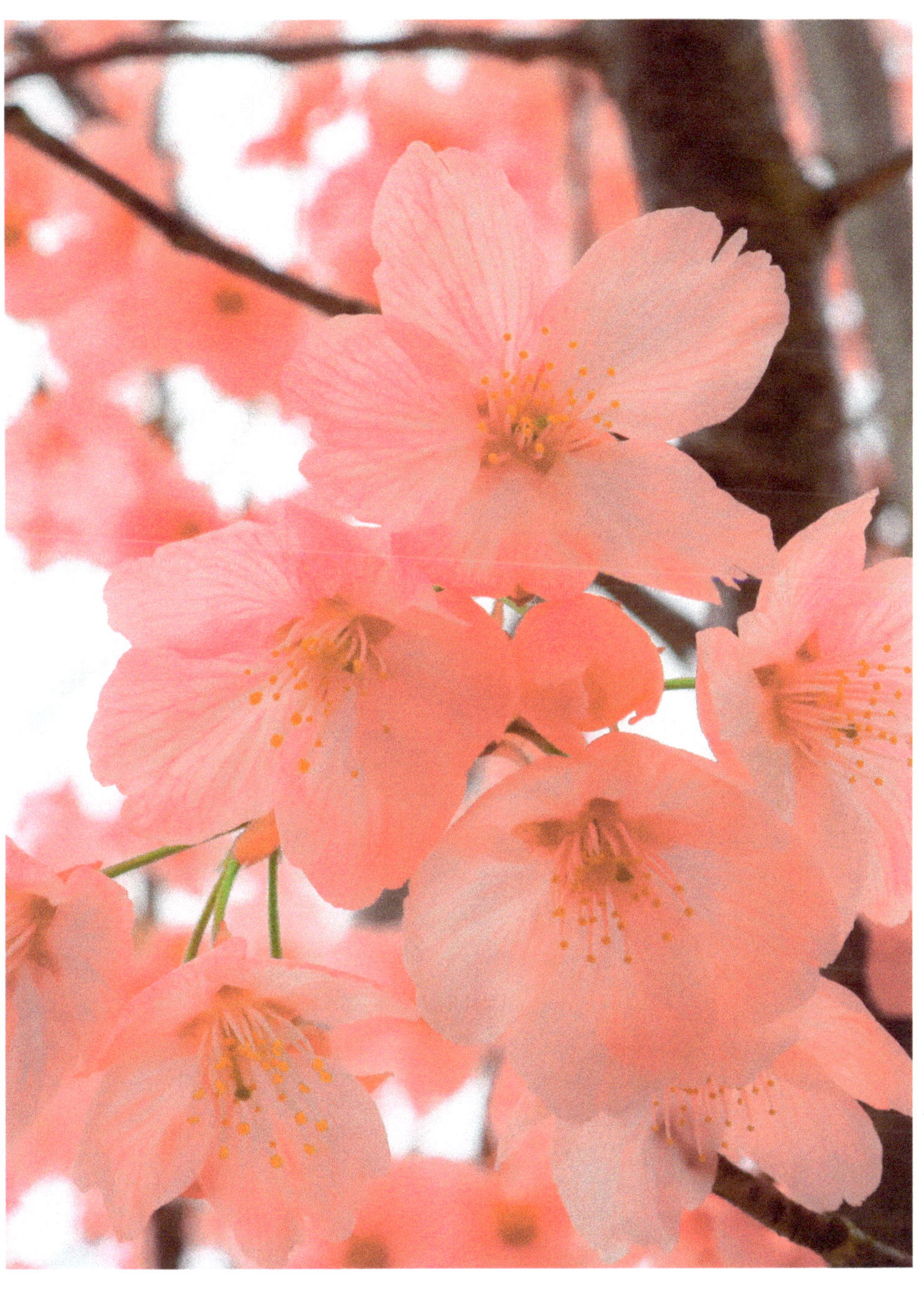

Kirschblüte

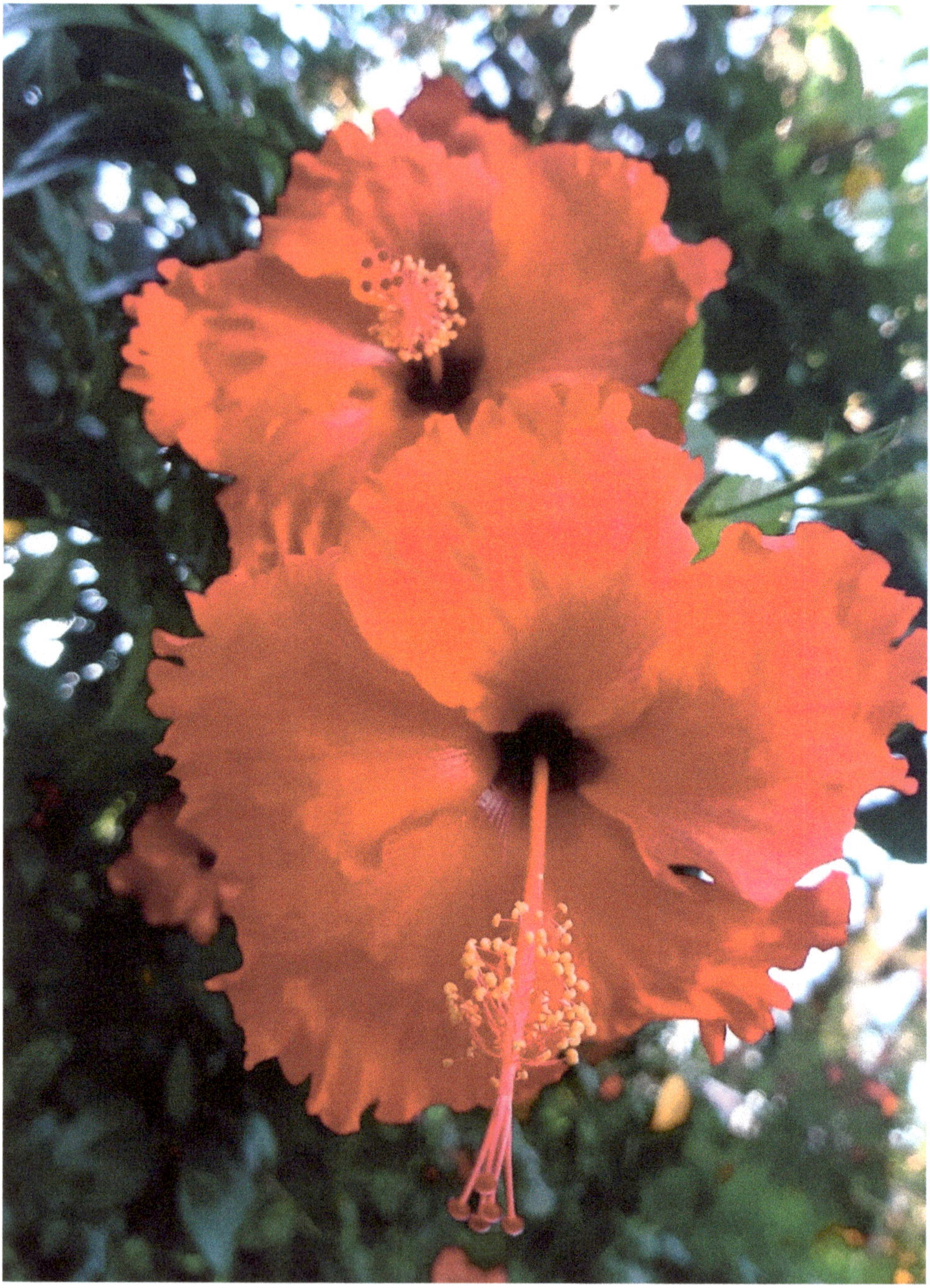

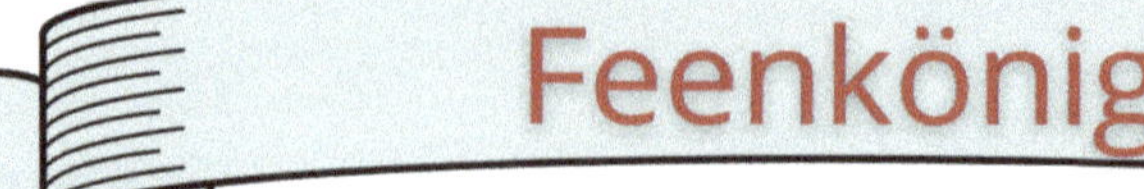

Feenkönig

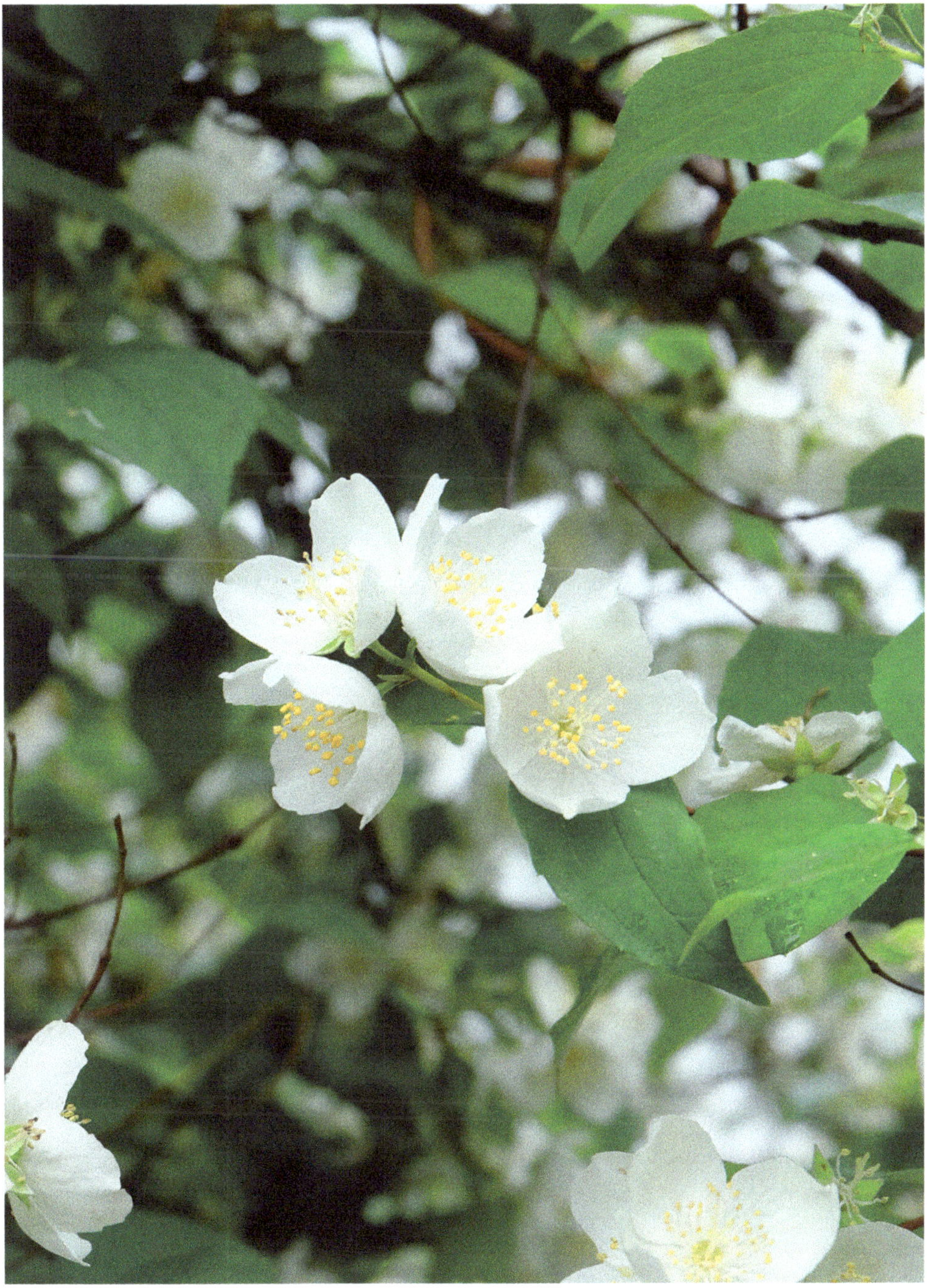

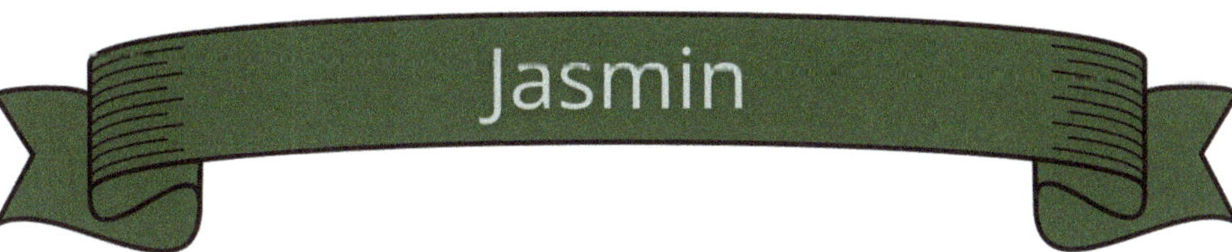
Jasmin

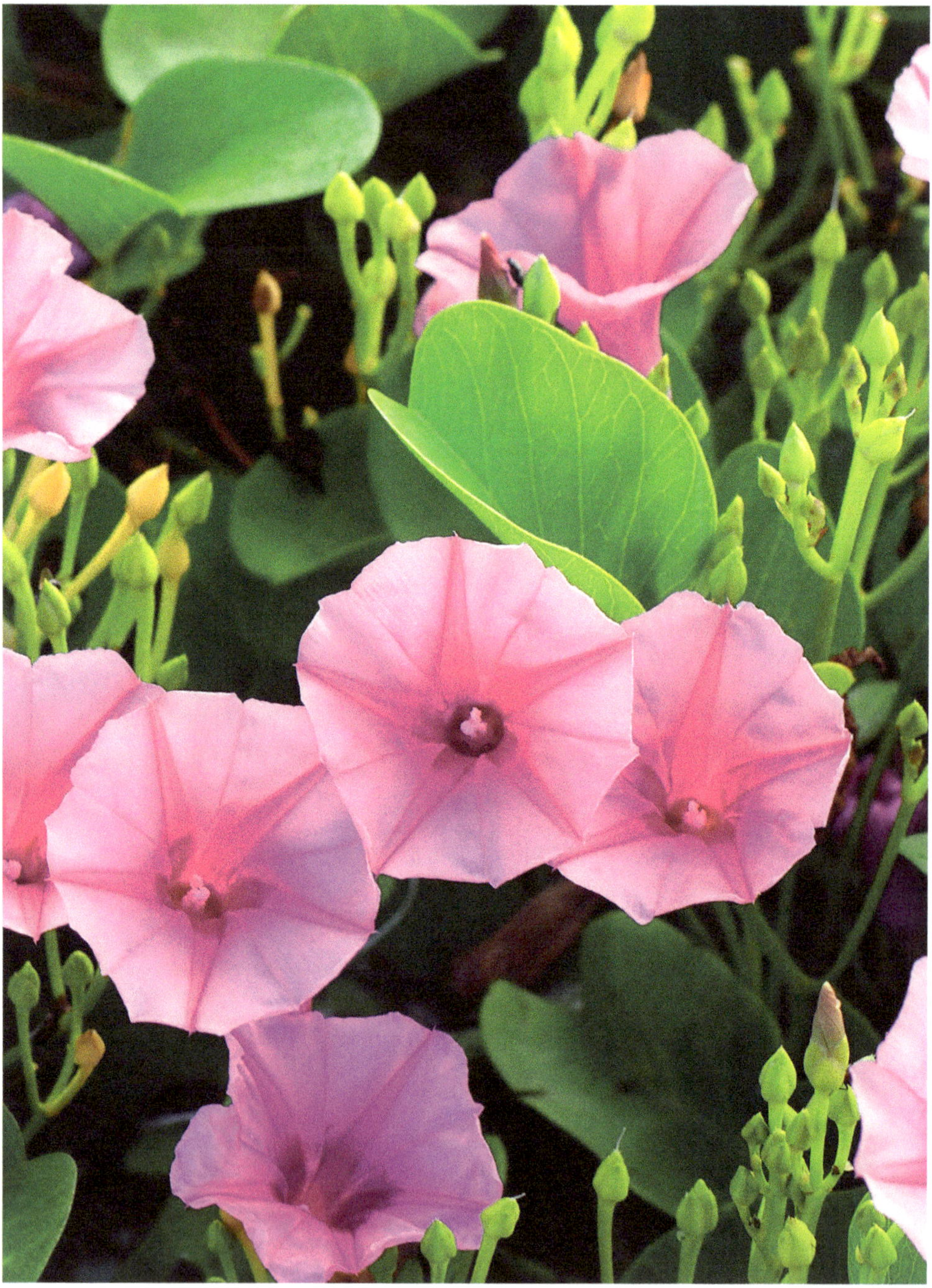

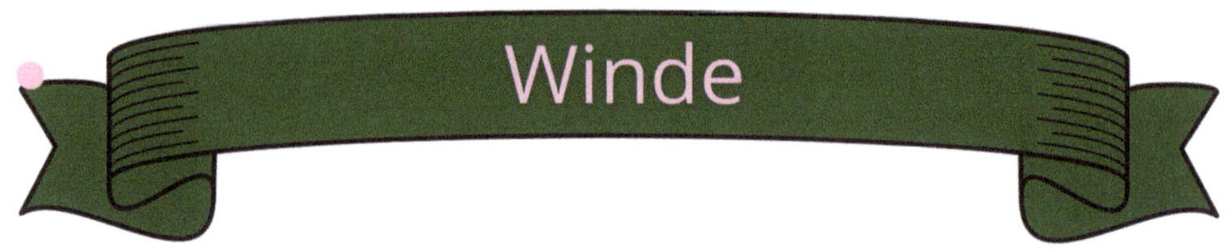
Winde

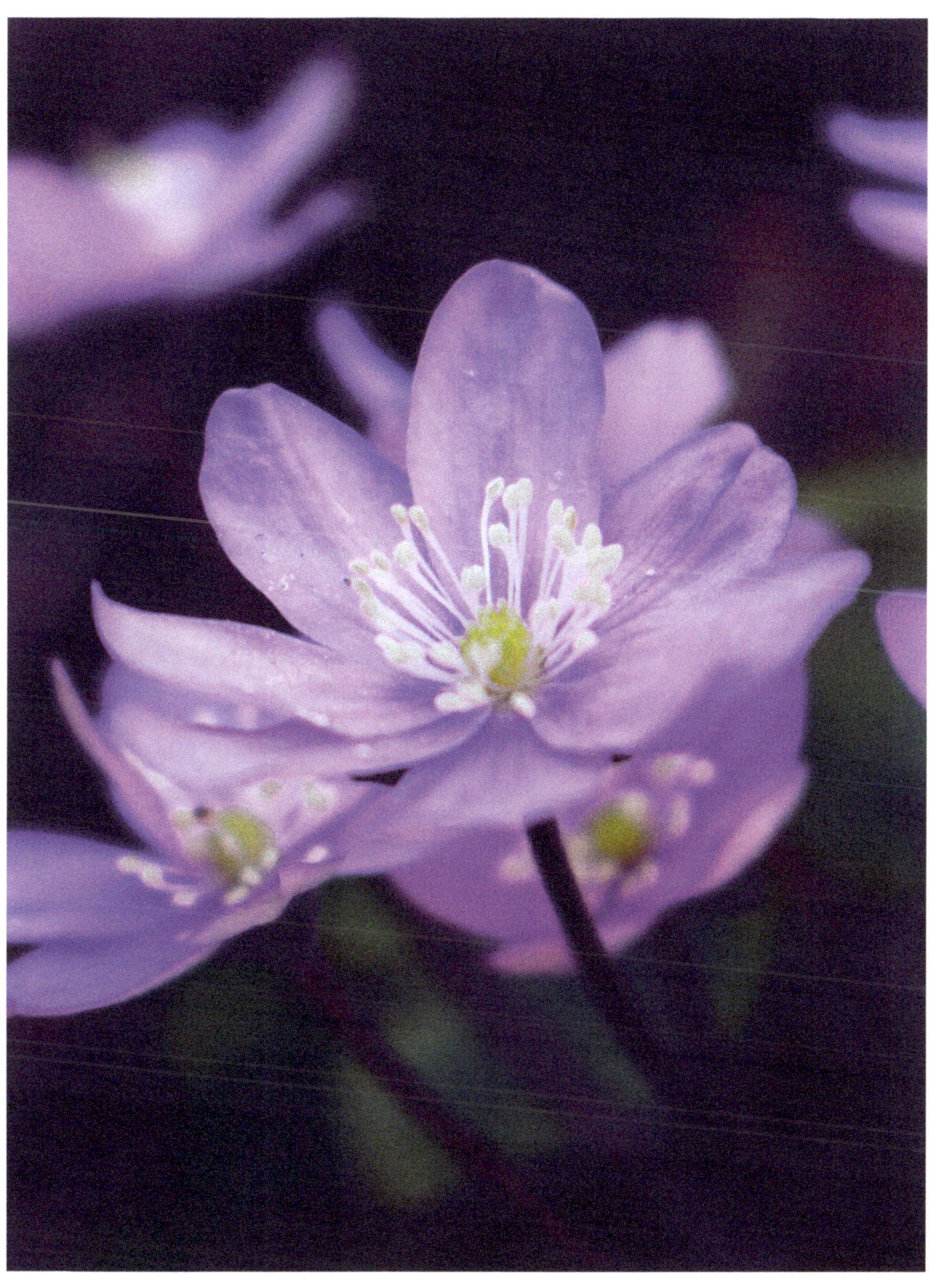

Schneegans

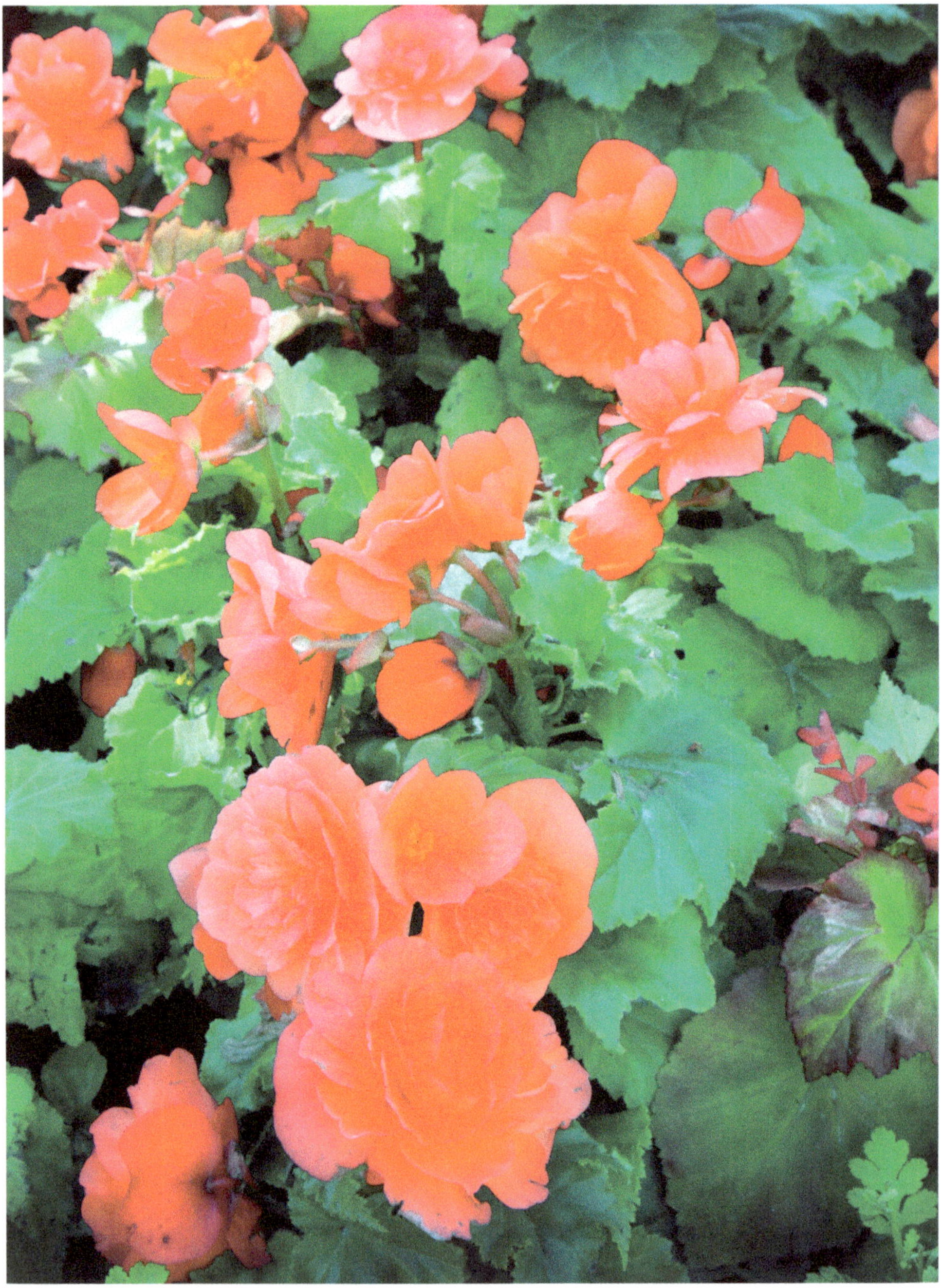

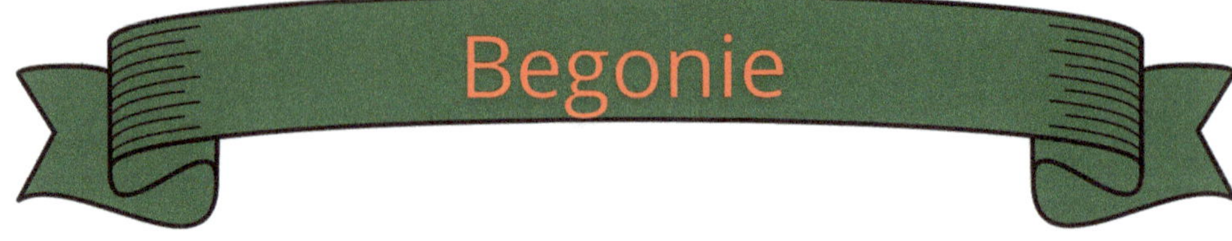
Begonie

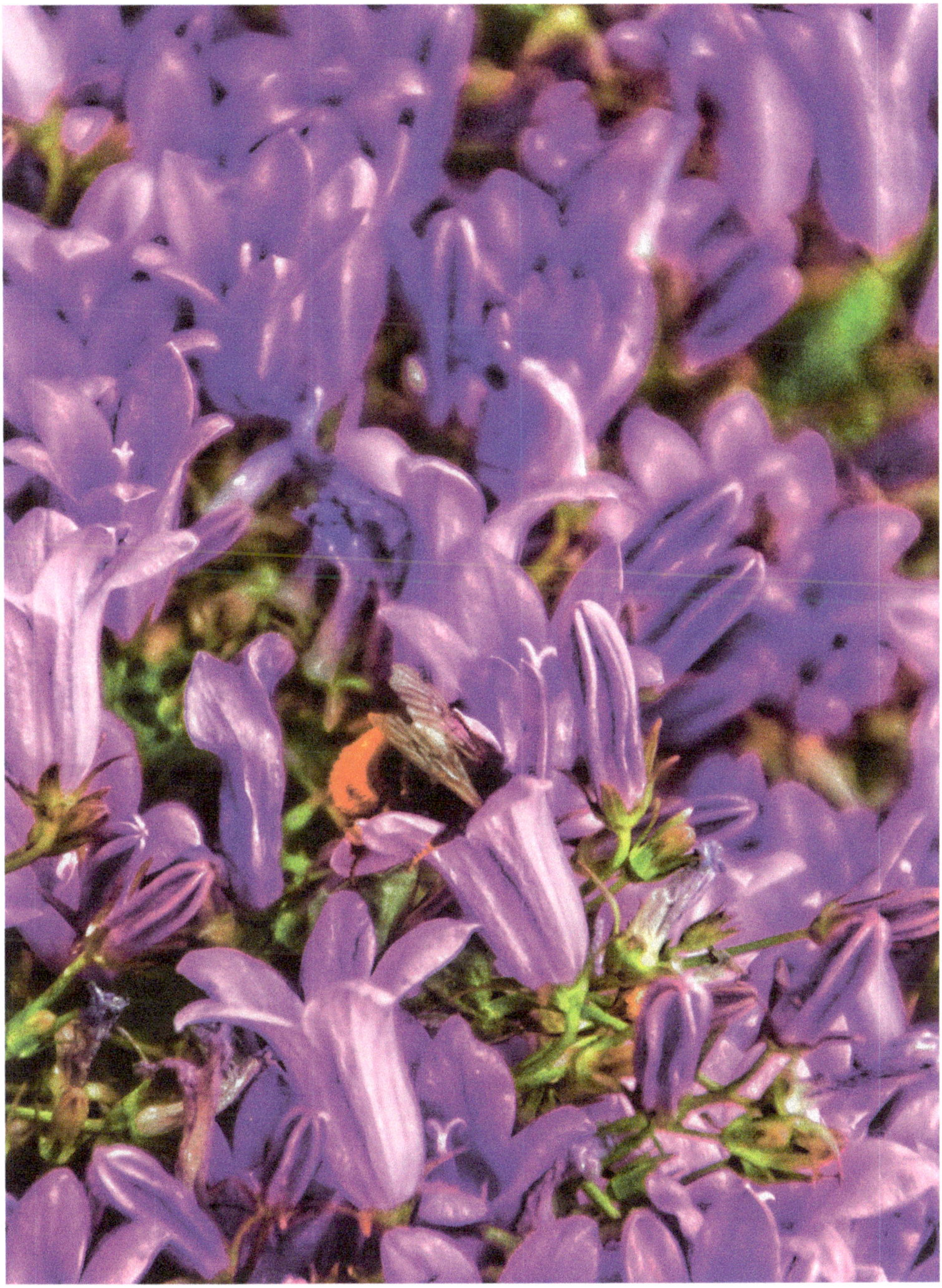

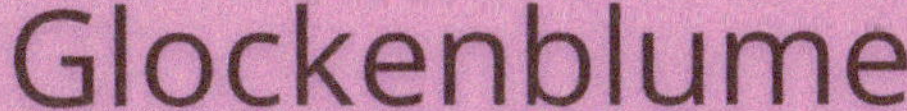
Glockenblume

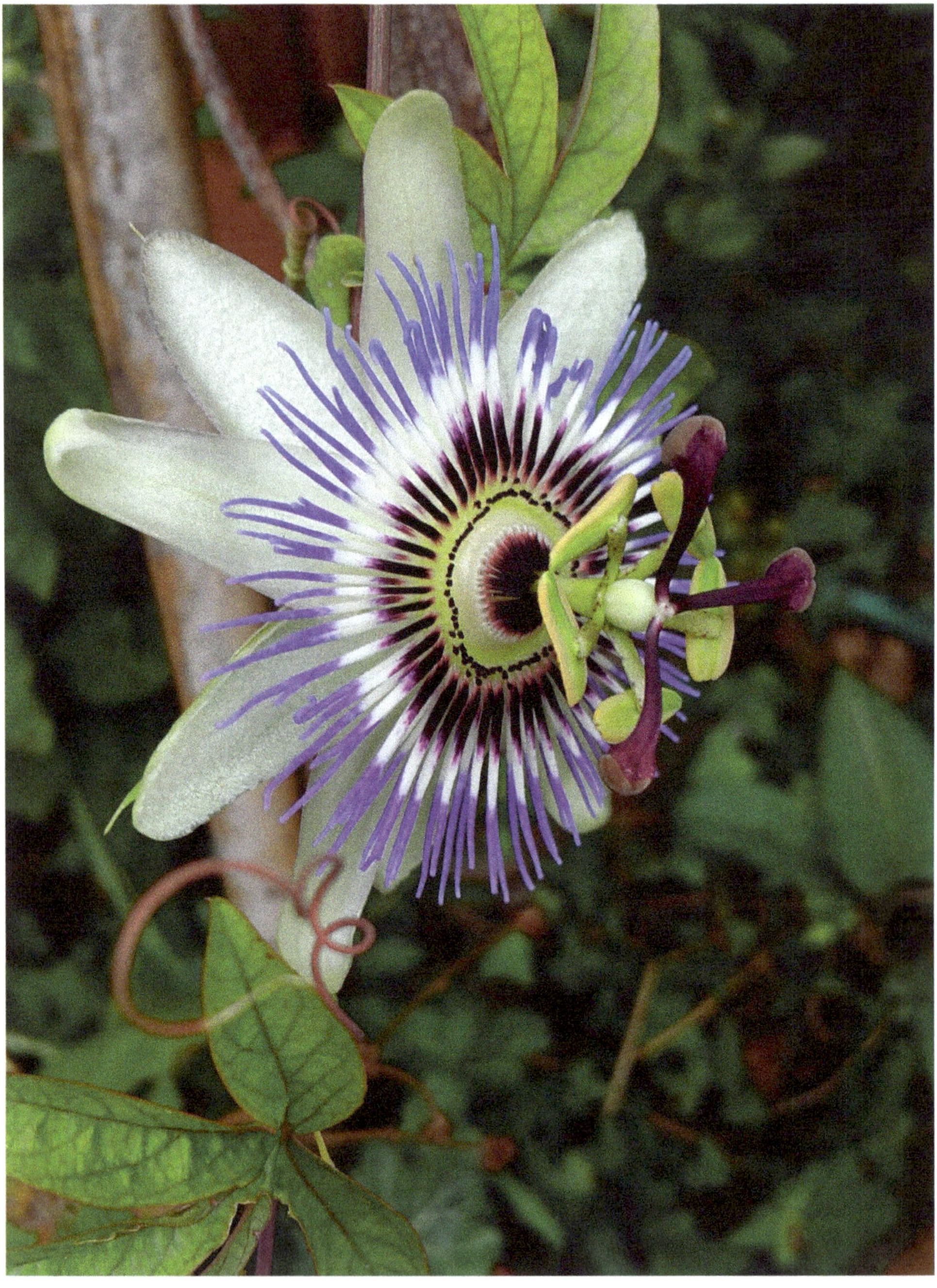

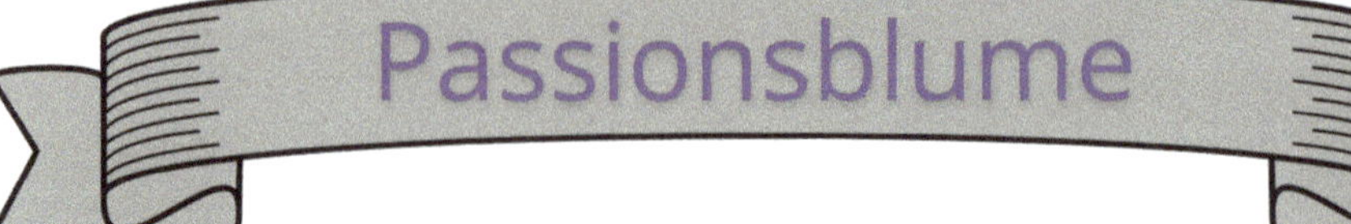
Passionsblume

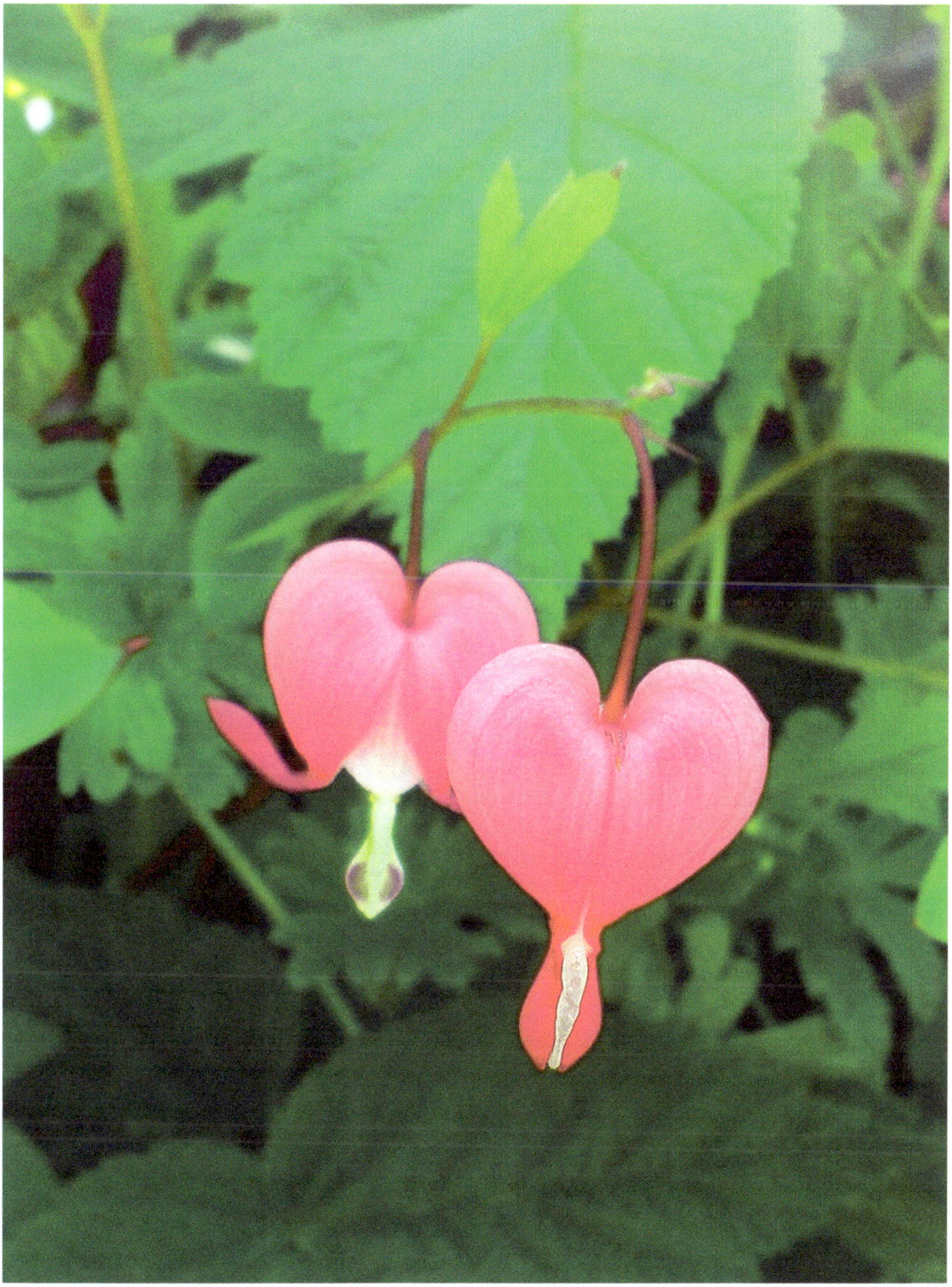

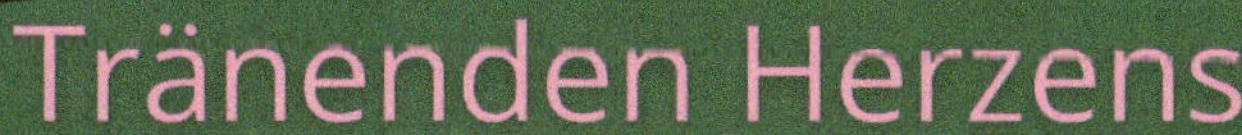
Tränenden Herzens

www.ingramcontent.com/pod-product-compliance
Ingram Content Group UK Ltd.
Pitfield, Milton Keynes, MK11 3LW, UK
UKHW062314290726
14090UKWH00018B/1055

9 789189 700710